# ESSAI CRITIQUE

## SUR

# LE DELIRIUM TREMENS

PAR

## Victorin LAVAL.

DOCTEUR EN MÉDECINE DE LA FACULTÉ DE PARIS,
AIDE-MAJOR STAGIAIRE AU VAL-DE-GRACE.

PARIS

ADRIEN DELAHAYE, LIBRAIRE-ÉDITEUR

PLACE DE L'ÉCOLE-DE-MÉDECINE.

—

1872

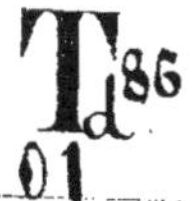

# ESSAI CRITIQUE

## SUR

# LE DELIRIUM TREMENS

PAR

## Victorin LAVAL

DOCTEUR EN MÉDECINE DE LA FACULTÉ DE PARIS,

AIDE-MAJOR STAGIAIRE AU VAL-DE-GRACE.

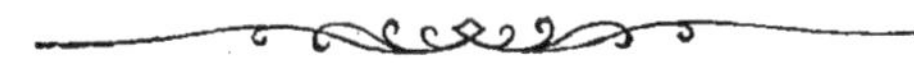

# PARIS

ADRIEN DELAHAYE, LIBRAIRE-ÉDITEUR

PLACE DE L'ÉCOLE-DE-MÉDECINE.

1872

# ESSAI CRITIQUE

SUR

# LE DELIRIUM TREMENS

## INTRODUCTION.

Nous nous proposons de faire l'histoire du *delirum tremens*, de démontrer, par un examen attentif de sa nature psychologique, de ses formes, de sa durée, de ses complications, etc.; par l'expérience enfin de l'inefficacité des traitements dits spécifiques : que vainement on a cherché à faire de lui une *entité pathologique*, et qu'il ne sort pas des modalités ordinaires de tout délire symptomatique. Cette étude est utile à plus d'un titre, puisque si, d'une part, comme le dit Pinel, il est souverainement avantageux, « une maladie étant donnée, d'en déterminer la place dans un cadre nosologique» (1), d'autre part il n'est pas moins salutaire de mettre une fois encore sous les yeux des Français le spectacle écœurant d'un des plus constants symptômes de l'alcoolisme : cette maladie hideuse qui a sa large part dans les causes de nos désastres, et dont la conta-

(1) Pinel, *Nosographie*, préface.

gion redoutable semble de plus en plus gagner notre société.

C'est ainsi qu'autrefois, aux temps glorieux de la sévère Sparte, on exposait les captifs enivrés aux regards des passants, afin que le spectacle d'une pareille honte préservât à tout jamais les jeunes Spartiates d'un vice mortel pour la patrie !

Le délire alcoolique ne date pas de nos jours ; Hippocrate en cite deux exemples évidents dans le *De morbis popularibus libri tres, æger IV et V*, et c'est un des passages de cet auteur qui a inspiré à Michelet cette page éloquente, où, parlant des femmes Grecques qui, pour se consoler de l'indifférence des hommes, allaient aux vêpres de Syrie trouver près de Bacchus Adonis la douceur de pleurer, ajoute : mais ce ne furent plus les larmes de l'orgie qui ruisselèrent sur leur visage, lorsque la fatale expédition de Sicile fut décidée. « Au vain « deuil se mêle la peur ; les démons, les esprits mau- « vais vont et viennent, s'agitent. C'est une épidémie : « la vierge en est malade, on lui conseille de se marier. « Mais la femme n'est pas plus tranquille. Plusieurs « sont tellement poursuivies de démons qu'elles déses- « pèrent et s'étranglent ! Les frayeurs, les saisissements « répandent la maladie sacrée, le fléau de l'épilepsie » (1).

Depuis Hippocrate jusqu'à nos jours, on a beaucoup écrit, beaucoup discuté sur le delirium tremens ; les opinions les plus contradictoires ont tour à tour régné dans la science ; il nous suffira d'en citer quelques-unes.

Pour Morgagni, pour Stoll et pour les auteurs qui

---

(1) Michelet, Bible de l'humanité.

ont écrit dans les Éphémérides des Curieux de la nature, le délire n'était autre chose qu'une phrénitis. Sutton et Rayer admettent que c'est là une affection non inflammatoire du cerveau, consistant dans une modification difficile à apprécier d'une manière exacte, quoique l'observation conduise à en reconnaître l'existence. Pour Armstrong, il y aurait dans le delirium tremens un état du cerveau peu différent de l'inflammation, et qui dériverait de l'irritation du cœur et du système artériel. Hufeland, lui donnant le nom de fièvre lente nerveuse, le fait consister dans un état fébrile du système nerveux.

Tœpken prétend que c'est une affection nerveuse émanant du plexus cœliaque, et qu'il propose de nommer éréthisme du cerveau abdominal (Stœber).

Brodie et Broussais regardent le délire alcoolique comme une irritation de l'encéphale, dépendante de l'influence exercée par les organes de la digestion.

Blake lui assigne pour origine l'abstinence totale et subite des alcools, et sa théorie est la suivante : « Le système nerveux n'éprouvant plus l'excitation accoutumée, tombe dans un état d'affaissement extrême, et alors tous les efforts de la nature tendent à rétablir l'équilibre de l'économie. Cette réaction, trop énergique pour l'état de faiblesse du cerveau, dépasse le degré d'excitation nécessaire pour le libre exercice des fonctions et peut produire ainsi le délire. » (Extrait du mémoire de Léveillé sur la folie des ivrognes.) L'opinion de Stœber (de Strasbourg), qui se rapproche de celle de Lind, fait consister la maladie dans une inflammation de l'encéphale, principalement du cervelet et de ses membranes, donnant lieu fréquemment à une accumulation de sérosité.

Ces théories anciennes, par trop exclusives et n'étant souvent que l'écho d'un système, ont dû céder devant un courant d'idées nouvelles, et à l'heure actuelle, dans la plupart de nos traités classiques, on s'accorde à regarder le délire alcoolique comme une pure névrose, que l'on pourrait placer à côté de l'hystérie et de la chorée, ou comme *une névrose pouvant revêtir, mais secondairement, la forme d'une phlogose véritable* (Gubler). Est-ce là l'expression de la vérité? Nous ne le croyons pas, et volontiers nous dirons avec le savant professeur de pathologie générale de l'École de Paris : « que l'intoxication alcoolique, avec ses lésions parfaitement dessinées, ne peut s'assimiler jamais à une névrose, qu'il s'agisse soit de l'ivresse, soit du délire alcoolique ; attendu que névrose est un terme générique, que l'on emploie en pathologie lorsqu'on ne peut remonter d'un ensemble de troubles nerveux à une lésion fondamentale de l'élément nerveux lui-même, mais que l'on rejette dès qu'existe une lésion matérielle, qui fait ranger la maladie dans le cadre des dégénérations organiques, ou dans celui des troubles par action extérieure ou toxique. »

Selon nous le delirium tremens n'est pas une entité morbide, un *quid divinum* dont on ne puisse saisir que les manifestations fonctionnelles : il a sa raison d'être indéniable dans une lésion subinflammatoire, qui est le premier stade de la dégénérescence graisseuse de l'élément cellulaire de l'appareil cérébral. Pour le prouver, nous avons divisé notre sujet en trois chapitres :

Dans le premier nous étudions le symptôme délire ; nous disons ce qu'il est dans l'ordre psychologique et dans l'ordre pathologique, et de l'ensemble des caractères qui lui sont propres, nous établissons une sorte de type auquel répondent tous les délires, et qui deviendra une véritable pierre de touche pour établir réellement l'identité du délire ébrieux avec les autres espèces.

Le second est consacré à l'étude clinique du délire chez les alcoolisés ; passant en revue chacun des symptômes, chacune des particularités dont on a voulu faire autant de caractères distinctifs du delirium tremens, nous montrons qu'ils sont faux ou tout au moins exagérés, et qu'en dernière analyse, un accès de délire ébrieux n'est qu'une manifestation de l'alcoolisme chronique, tout comme un accès fébrile peut être le symptôme d'une intoxication paludéenne.

Le traitement fait l'objet du troisième et dernier chapitre ; la valeur de chacun des médicaments dits spécifiques y est soigneusement discutée, et comme aucun d'eux ne nous semble justifier ce titre, nous sommes amené à préconiser un traitement rationnel, pouvant se résumer dans cette parole de Griesinger : « Ce que nous avons à traiter, ce n'est pas une maladie, mais un malade (1).

Enfin viennent les conclusions.

Tel est le travail inaugural que nous soumettons à la bienveillante appréciation de nos juges ; peut-être trop confiant en nous-même, leur paraîtrons-nous n'avoir

_______________

(1) Griesinger, traité des maladies mentales ; trad. française.

pas négligé impunément le sage conseil d'Horace,
répétant aux écrivains de tous les âges :

« Sumite materiam vestris qui scribitis æquam
« Viribus .. »

s'il en était ainsi, il ne nous resterait plus qu'à implorer
leur indulgence, n'ayant pour excuse que ce vers d'un
autre poëte :

Si desint vires tamen est laudanda voluntas !

# CHAPITRE PREMIER.

## Du délire en général.

I. Anatomie des hémisphères cérébraux. — II. Actes intellectuels, sensitifs et moteurs. — III. Leur perversion ou délire.

> Il n'appartient qu'à celui qui a pratiqué la médecine d'écrire de la métaphysique. Lui seul a vu les phénomènes ; la machine tranquille ou furieuse, faible ou vigoureuse, saine ou brisée ; délirante ou réglée, imbécile, éclairée, stupide, bruyante, muette, léthargique, vivante ou morte.
>
> DIDEROT.

ARTICLE I<sup>er</sup>. — ANATOMIE DES HÉMISPHÈRES CÉRÉBRAUX.

S'il est vrai qu'on ne puisse bien connaître la fonction, si au préalable on ne connaît bien l'organe, il est indispensable que nous fournissions quelques données anatomiques sur la partie réellement active du cerveau, sur celle qui est le siége des fonctions intellectuelles, et partant de leur perversion ou délire. Or les hémisphères cérébraux qui, à proprement parler, constituent à eux seuls l'appareil cérébral, se composent, indépendamment des capillaires sanguins qui les pénètrent en nombre infini et d'une façon intime, de cellules et de fibres nerveuses soutenues par un réseau abondant et d'une ténuité extrême, de tissu cellulaire. Les parties blanches des hémisphères : centre ovale de Vicq d'Azyr, centre de Vieussens, corps calleux, voûte à trois piliers, ne contiennent que des fibres blanches ; tandis que les parties grises constituant la périphérie des circonvolutions, renferment à la fois des cellules grises et des fibres blanches. Kœlliker a démontré, en effet, que la substance grise ou corticale des hémisphères, est en réalité formée de six couches qui sont en allant de haut en bas, ou de la périphérie vers le centre : une première de tissu connectif ; une deuxième ne comprenant que des cellules nerveuses de couleur grise ; une troisième excessivement fine de fibres nerveuses blanches ; une quatrième de couleur rouge-jaunâtre, formée de cellules nerveuses, mais en moins grand nombre que dans la deuxième couche ; une cinquième de fibres blanches ; une sixième enfin, rouge-jaunâtre, identique à la quatrième. Toutes les couches blanches intermédiaires sont composées des prolongements des cellules nerveuses, et servent à réunir ces dernières entre elles. A ce point de vue, la disposition de ces fibres blanches est réellement remarquable : les unes, ascendantes, relient entre elles deux plans de cellules ; les autres, transversales et parallèles à la surface de la circonvolution, établissent une communication entre les différentes circonvolutions ; enfin toutes les fibres, parties des cellules de la périphérie des hémisphères, vont : les unes, former le corps calleux et les commissures du cerveau, et relier ainsi les cellules périphériques des deux hémisphères ; les autres aboutir aux cellules des corps striés et des couches optiques. Ces deux derniers organes sont pairs et constituent un appareil de conjonction entre les deux systèmes spinal et cérébral, car, dans l'intérieur de la substance grise de ces mêmes organes, viennent se jeter également les fibres spinales venant de la moelle, du bulbe, de la protubérance, des tubercules quadrijumeaux, des pédoncules cérébraux ; ce qui nous donne la confirmation anatomique de l'indépendance absolue de la sphère animale et de la sphère psychique.

Voilà ce que l'on sait jusqu'aujourd'hui de la structure intime du cerveau ; quelque imparfaites que soient encore nos connaissances à ce sujet, elles nous permettent néanmoins de comprendre le mécanisme des actes intellectuels, sensitifs et moteurs.

Article II. — Actes intellectuels, sensitifs et moteurs.

A l'état normal, tout objet extérieur, quelle que soit sa nature, produit sur les nerfs de la surface tégumentaire ou sur ceux des organes des sens, une impression conduite immédiatement aux centres nerveux sensitifs de la moelle par l'intermédiaire de la substance blanche ; arrivée là, suivant que cette impression est plus ou moins intense, ou qu'elle réalise certaines conditions que nous ne connaissons qu'imparfaitement, il peut se passer deux choses bien différentes : ou bien la cellule sensitive, transmettant cette impression aux cellules motrices, réagira immédiatement contre elle par l'intermédiaire des fibres centrifuges, et l'on aura ainsi toute la série des mouvements réflexes, depuis le mouvement musculaire inconscient que fait le dormeur que l'on pince, jusqu'à ces asphyxies subites, ces syncopes mortelles qui tuent comme la foudre ; ou bien l'impression, sans s'arrêter aux cellules de la moelle, ira directement aboutir aux centres nerveux de l'appareil cérébral, où elle subira une élaboration particulière dont le résultat ultime et suprême sera la perception. Mais la perception est elle-même un phénomène complexe et exige le concours de plusieurs autres facultés intellectuelles : attention, mémoire, comparaison, réflexion ; et ce n'est que lorsqu'elle a été modifiée, façonnée pour ainsi dire par elles que, prenant un corps et une forme, cette perception est soumise à l'influence directe de la volonté: dès lors l'*entendement* est constitué, l'entendement, dont la base éternelle étant la faculté de penser, établit à tout jamais la supériorité de l'homme sur le reste des animaux ; car à lui seul il donne le pouvoir de se connaître lui-même et de se rendre compte de la vie, ce que Descartes a résumé dans une formule célèbre : Je pense, donc je suis! Quelle est l'origine de l'entendement? Grave problème qui de tout temps a exercé vainement la sagacité des philosophes et des médecins, et à la solution duquel on a tenté d'arriver par des voies bien différentes! Les uns, considérant tous les phénomènes de la vie comme des manifestations de l'activité organique des corps, ont cherché à établir une relation de cause à effet entre la masse encéphalique et les manifestations multiples de l'intelligence, et, trouvant dans certains faits d'expérimentation et dans cette parole de Locke : Si Dieu l'eût voulu, pourquoi la matière ne penserait-elle pas! un argument irrésistible en faveur de leur théorie, ont proclamé hardiment, avec Cabanis, que le cerveau secrète organiquement la pensée. D'autres, pleins d'admiration et de respect pour cette intelligence capable d'embrasser l'immensité et de s'élever jusqu'à la contemplation de l'abstrait et de l'infini, lui ont donné une origine divine

et n'ont plus considéré l'encéphale que comme l'instru·
ment au moyen duquel l'entendement se met en rapport avec la matière, tout comme le rayon lumineux,
pour être perçu, emploie le secours de l'appareil visuel.
Et la discussion se continue encore chaque jour, sans
espoir de voir jamais l'étincelle de la vérité jaillir du
choc de tant d'arguments! Quoi qu'il en soit et indépendamment de toute idée d'école, il est un fait certain,
c'est l'imperfection de l'entendement humain, *divisible
et sujet à variations*. Sa divisibilité est évidente, et tout
le monde sait l'indépendance qui existe entre les diverses
opérations élémentaires de l'entendement, au point par
exemple que le jugement peut s'exercer en l'absence de
l'attention, la mémoire en l'absence de la volonté, et
celle-ci en dehors de la sensation et de la comparaison.
Il est sujet à variations, car sa mise en jeu régulière
dépend de l'inaltérabilité de la substance cérébrale, si
bien que, sans être matérialiste, on pourrait dire avec
raison, qu'il n'y a pas de lésions fonctionnelles sans lésions d'organes. Nous allons le voir à propos du délire.

### Article III. — Du délire.

Qu'est-ce que le délire? Nous ne saurions mieux le
définir *qu'une perversion des facultés intellectuelles et mo-
rales, sensitives ou volontaires, symptomatique d'une altération passagère ou durable, acquise ou en voie de formation
de l'appareil cérébral*. Délirer, a dit Racle, est pour l'intelligence accomplir un acte anormal, tout comme éprouver une convulsion est pour un muscle accomplir un
phénomène hors de la norme. Peu nous importe, d'ail-

leurs, comme nous l'avons dit plus haut, que le cerveau soit générateur de la pensée ou seulement l'instrument qui sert à sa manifestation; ce que nous voudrions faire accepter, c'est que des deux façons la lésion fonctionnelle, constituant le délire, dépend d'une altération des hémisphères cérébraux; toutefois, dans le premier cas, on considérera le cerveau comme une machine qui d'habitude, fonctionnant régulièrement et d'elle-même, subit tout à coup une modification de structure qui, en modifiant ses conditions mécaniques de travail, modifiera nécessairement la régularité et le fini de ses productions, tandis que, dans le second cas, on ne pourra mieux le comparer qu'à un piano qui, venant à être faussé, ne produira plus que de la cacophonie, alors même que les notes les plus justes seront dans les doigts du musicien.

Quant à ces altérations organiques produisant le délire, elles sont admises en général par la majorité des pathologistes et des aliénistes, entre autres par Baillarger, Foville jeune, Ferrus, Moreau (de Tours), Piorry, etc. Quoique Falret dise quelque part : « Ce qu'il y a de plus désespérant, c'est qu'on rencontre des lésions de fonctions sans lésions saisissables d'organes, et des altérations d'organes sans troubles marqués des fonctions, » il ajoute cependant un peu plus loin : « que pour n'être pas sensible aux yeux la lésion n'en existe pas moins. »

On ne s'étonnera pas si nous disons que Rostan, le chef de l'organicisme moderne, abonde pleinement dans notre sens : « Toutes les fois qu'il y a trouble de l'intelligence, dit-il, il existe une altération matérielle palpable, quelquefois difficile à saisir, de la substance grise des circonvolutions encéphaliques » (1). Autre part il dit encore « qu'il n'a jamais vu de délire un peu intense et datant déjà de quelques jours qui n'ait été accompagné de lésions plus ou moins remarquables de la substance corticale grise du cerveau, et toujours le ramollissement a déterminé un trouble dans les facultés de l'intelligence » (2). Il va plus loin et il affirme que le délire, alors même qu'il n'est qu'un des éléments symptomatiques ou un épiphénomène de l'affection typhoïde, est toujours lié à une modification matérielle du cerveau.

Nous pourrions multiplier les citations qui sont en faveur de nos idées, mais nous croyons qu'il est préférable d'examiner la principale objection qu'on leur fait habituellement. La preuve, dit-on, qu'il y a des lésions fonctionnelles sans lésions d'organes c'est que l'on a vu des cadavres d'individus morts dans le délire, dont le cerveau ne présentait pas trace de lésions. Mais, répondrons-nous, est-ce que l'érysipèle laisse des traces sur le cadavre? Et pourtant personne ne niera que l'érysipèle ne soit une altération organique. Et puis, de ce que l'on n'a pas trouvé de lésions, est-on réellement en droit de conclure qu'il n'en existe pas? Avant la découverte du microscope, on aurait traité de visionnaire, peut-être de matérialiste, celui qui aurait osé dire qu'un jour une science nouvelle donnerait la clef de la structure intime de l'organisme vivant, et pourtant avec

(1) Clinique médicale de Rostan. Leçons sur les maladies des centres nerveux.

(2) Id.

le microscope est née l'histologie qui nous a dévoilé les merveilles des infiniment petits du corps humain ! Les découvertes d'ailleurs se succèdent avec une rapidité merveilleuse, eu égard aux difficultés innombrables dont elles sont hérisées ; ne sait-on pas maintenant, par exemple, que ce que l'on appelait autrefois les sympathies consiste dans un acte organique et purement matériel ? Il n'y a pas encore bien longtemps que M. Bayle démontra que les lésions de la paralysie générale s'étendent toujours au cerveau lui-même et expliqua ainsi les complications cérébrales de cette maladie. En 1853, Turck, de Vienne, a découvert au microscope, dans des cerveaux en apparence tout à fait sains, certaines dégénérescences et en particulier un développement de cellules granuleuses dans les tubes nerveux. Roudanousky, en pratiquant des coupes sur les nerfs ou les centres nerveux au moyen de son procédé admirable de congélation, a constaté de véritables altérations organiques dans les éléments constitutifs du tissu nerveux sous l'influence de la plupart des poisons (1).

Cette objection n'est donc pas sérieuse, et toutes celles que l'on pourrait faire n'auraient certainement pas plus de valeur ; il est en conséquence inutile de les parcourir ; mieux vaut préciser quelles sont les lésions anatomiques saisissables à l'œil nu que l'on rencontre dans le délire, et celles qu'à défaut un examen microscopique minutieux ne manquerait pas de faire constater.

Et tout d'abord, il est nécessaire de poser en principe que le délire a pour cause immédiate un état de

(1) Compte-rendus de l'Académie des sciences, t. LIX, p. 1009.

subirritation dont le siége nécessaire est dans la cellule cérébrale. Sans doute l'irritation peut avoir son point de départ dans les autres parties de l'encéphale : méninges, substance blanche, tissu conjonctif, vaisseaux sanguins, etc. ; mais si la cellule grise elle-même n'est point modifiée, toutes les altérations de voisinage, quelque considérables qu'elles soient, seront incapables de produire le délire. C'est ce qui fait que les lésions organiques du cerveau, autres que celles des parties grises, perdent à nos yeux beaucoup de leur valeur, puisque, n'existant pas, elles n'infirment point la possibilité matérielle de manifestations délirantes et que leur présence n'implique point nécessairement une perversion de l'entendement. C'est ce qui fait encore que nous déclarons non avenu tout argument se basant pour combattre l'origine organique du délire sur la variété extrême des lésions apparentes du cerveau, dans les cas où il s'est manifesté. Nous accordons cependant que souvent, grâce à elles, nous pouvons saisir plus facilement les liens qui rattachent la lésion cellulaire à celle des parties environnantes et suivre de proche en proche la marche envahissante du travail irritatif ; mais ce fait n'est pas absolu, et cette voie de transmission morbifique n'est pas la seule : les nerfs périphériques peuvent à leur tour transmettre directement l'irritation à la cellule, et celle-ci même peut être envahie primitivement et d'emblée par l'agent morbide, sans l'intermédiaire d'aucun conducteur et par simple dérangement moléculaire.

S'il y a des lésions de voisinage, elles répondent le plus généralement à des troubles circulatoires de nature

congestive ou ischémique et se traduisent par une vas-
cularisation intense de la pie-mère et de l'arachnoïde,
par l'épaississement de ces mêmes membranes, suite
d'une infiltration plastique, par des dépôts fibrineux
s'étalant en lames plus ou moins épaisses, par une accumulation de liquide s'organisant en kystes séreux ou
sanguins. Du côté de la masse encéphalique, on pourra
rencontrer, à la surface des hémisphères, un état de
fluxion sanguine plus ou moins marquée et accompa-
gnée quelquefois d'extravasation de la matière colorante
du sang, formant un véritable chapelet de grains d'un
rouge jaunâtre le long des vaisseaux. Il ne sera pas rare
d'observer dans les circonvolutions les capillaires sinueux
et dilatés, présentant en plus ou moins grand nombre,
dans l'épaisseur de leurs parois, des îlots de granulations
qu'à leur propriété de réfléchir fortement la lumière on
reconnaît être des corpuscules graisseux; d'autres fois il
y aura une véritable hypertrophie inflammatoire du
tissu conjonctif; ce que les Allemands appellent avec
Virchow une sclérose de la névroglie. Il ne faudrait
cependant pas que toutes ces altérations fussent portées
à un trop haut degré, car alors, étouffant à la fois
la fonction et l'organe, non-seulement elles empêche-
raient le délire de se produire, mais encore, par le fait
de leur pernicieuse étreinte, elles détermineraient des
phénomènes de compression et d'imbécillité intellectuelle.

Mais l'état qui supplée à toutes les lésions, celui sans
lequel le délire n'a pas lieu, qui existe toujours, bien
que souvent il demeure caché à nos investigations mi-
croscopiques, c'est, comme nous l'avons dit : *l'état sub-*

*inflammatoire de la cellule nerveuse,* 1<sup>er</sup> *stade de toute dégé-*
*nérescence de cet organe!* Certes, les dégénérescences, en
tant qu'elles portent exclusivement sur les éléments
nerveux, sont peu variées; on peut dire avec Morel (1),
« que les cellules et les fibres nerveuses ne subissent
guère que l'atrophie ou nécrose, altération qui se tra-
duit par l'infiltration graisseuse et la fonte ultérieure de
ces éléments. » Nous sommes donc amené à conclure
qu'en dernière analyse le délire est dû à la première
période de la nécrobiose graisseuse que subit l'élément
cellulaire des couches corticales.

Cette conclusion ne doit pas nous étonner, car toute
transformation graisseuse s'accompagne dans le principe d'une réaction inflammatoire, et la preuve qu'il en
est ainsi, c'est que le produit du premier stade de cette
dégénérescence est un produit *inflammatoire* que Virchow a désigné sous le nom de corpuscule de Glüge.
Quoique sensiblement modifiée dans sa structure, la cellule nerveuse à cette période n'est pas définitivement
perdue ; que la cause morbifique cesse d'agir, et la réparation se fera avec autant de rapidité que l'altération
elle-même en a mise pour se produire : tant est grande
l'activité de l'élément cellulaire nerveux! Ce dont nous
rend compte d'ailleurs sa composition chimique dans
laquelle l'eau entre pour les sept dixièmes : condition
excellente pour sa régénération, puisque la physiologie
nous apprend qu'un corps est d'autant plus actif, d'autant plus modifiable, qu'il contient plus d'eau. Ainsi
s'expliquent, suivant nous, ces autopsies dans lesquelles

(1) Traité d'histologie humaine normale et pathologique, p. 126.

l'examen le plus sérieux n'a rien fait découvrir, et cela parce que, ou bien la lésion était déjà réparée, ou bien quoique existante, elle avait été assez considérable pour déterminer une altération fonctionnelle, pas assez pour ne pas échapper à l'observation. Que si vous laissez la cause morbifique aller son train, la dégénérescence graisseuse parcourra peu à peu tout son cycle régressif jusqu'au moment où, la dissolution du globule nerveux étant complète, il ne restera plus de lui que quelques gouttelettes graisseuses plus ou moins consistantes, plus ou moins agglomérées entre elles. Dès lors, pour peu que le même phénomène se soit étendu à un certain nombre de groupes cellulaires, les altérations nécroscopiques seront évidentes; elles se traduiront aux yeux par le ramollissement de la substance cérébrale ; dès lors aussi le délire, lésion fonctionnelle du premier stade, sera bientôt remplacé par des symptômes de dépression et de démence.

Nous avons vu que, dans cette modification cellulaire entraînant le délire, on pouvait invoquer primitivement l'action de plusieurs causes prenant leur source : l'une dans la cellule elle-même ; une autre dans les organes voisins par contiguïté; une troisième dans le reste du système nerveux par continuité ; une dernière enfin dans le sang lui-même. Voyons comment se passent les choses.

La physiologie nous apprend que le globule nerveux est sous la dépendance absolue du globule sanguin; que d'une part il puise dans celui-ci les matériaux de sa nutrition et de sa vitalité et que de l'autre il lui transmet, pour les rejeter au dehors, les déchets provenant

de l'exercice régulier des fonctions qui lui sont dévolues.
Eh bien ! supposons un instant que le sang n'arrive
plus en quantité suffisante pour fournir la somme de
nutriments indispensable à la cellule nerveuse, qu'arri-
vera-il ? L'organe criera famine, et ce cri de détresse se
traduira dans la sphère intellectuelle par le délire, tout
comme dans la vie végétative ce que le vulgaire appelle
les *tiraillements d'estomac* répond à l'inanition initiale.
Dans les deux cas commencera alors l'autophagie, c'est-
à-dire la transformation graisseuse, résultat fatal auquel aboutit tout organe qui ne se nourrit pas ; résultat
indéniable, que M. Parrot a eu naguère encore l'occasion
de constater chez des petits enfants auxquels manquait
le lait abondant de la mère et qui, morts de faim, pré-
sentaient à l'autopsie une stéatose généralisée.

Hâtons-nous d'ajouter qu'un état diamétralement op-
posé dans le système circulatoire, c'est-à-dire une congestion des vaisseaux encéphaliques, produira le même
effet ; il y aura ici compression de la substance nerveuse amenant la gêne dans les échanges, et l'inanition
comme conséquence, puisque l'élément cellulaire ne re-
cevant rien ou presque rien du sang, ne se débarras-
sera encore que très-incomplétement de ses détritus
organiques : accumulation incessante et fâcheuse qui
pourra aller jusqu'à amener sa mort par étouffement
graisseux.

Comme toute compression aura primitivement les
mêmes conséquences, il est inutile de rechercher l'influence qu'a sur la production du délire la sclérose du
tissu conjonctif, sclérose dont le mécanisme de compression est identique au précédent.

Que si le sang contient des principes nuisibles, comme dans les empoisonnements, la stéatose consécutive de l'élément nerveux devra être considérée tantôt comme relevant de l'inanition, par exemple dans l'arsénicisme et l'alcoolisme, dans lesquels le sang a perdu toutes ses qualités nutritives par suite de la nécrobiose graisseuse de ses éléments globulaires, tantôt comme dépendant de l'action directement irritative du toxique que le sang aura charrié jusqu'à lui ; tel est le cas pour l'ergotisme, l'iodisme et les miasmes paludéens.

Si nous ne pouvons invoquer ni la sclérose de la névroglie (Virchow), ni les modifications sanguines qualitatives ou quantitatives dans la genèse du délire, nous trouverons une explication rationnelle dans un ébranlement intime de la cellule nerveuse qui s'opérerait de proche en proche à travers tout le système nerveux, ainsi qu'on le voit dans ces cas de folie cités par Cabanis, tirant leur origine de l'état des organes de la reproduction, ou bien qui la frapperait primitivement et sans aucun intermédiaire, ce que l'on observe pour quelques-uns de ces délires dits idiopathiques, l'émotif par exemple. Le résultat de cet ébranlement sera dans les deux cas la perturbation dans l'équilibre statique et dans la nutrition, amenant ainsi également la dégénérescence de l'organe.

Ces causes étant bien établies, il nous semble nécessaire de revenir en peu de mots sur l'étude psychologique du délire.

Si on se le rappelle, nous avons signalé la divisibilité de l'entendement comme un des caractères établissant nettement son imperfection. Cette indépendance de chacune des opérations de l'esprit n'avait pas échappé à Esquirol, qui, voulant définir le délire, disait :

« Un homme est en délire lorsque ses sensations ne sont pas en rapport avec les objets extérieurs ; lorsque ses idées ne sont pas en rapport avec ses sensations ; lorsque ses jugements et ses déterminations ne son point en rapport avec ses idées ; lorsque ses idées, ses jugements, ses déterminations sont indépendants de sa volonté. »

Et, en effet, le délire partiel, c'est-à-dire celui qui consiste seulement dans la perversion d'une fonction qui ne réagit nullement sur les autres, est certainement aussi fréquent que le délire général. Chez l'un il n'y aura de perverties que les sensations, et le raisonnement sera *conséquent* avec elles ; seulement, du fait même que les sensations sont fausses, le jugement le devient aussi. Chez l'autre, au milieu des hallucinations les plus vives et les plus persistantes, il y a conservation partielle de la conscience, si bien que momentanément on pourra, par le geste ou la parole, rappeler à la réalité ce malheureux délirant : éclair fugitif de raison, bientôt disparu au milieu de la nuit de mille erreurs sensorielles, de mille conceptions délirantes ! Chez un troisième la mémoire fera tellement défaut que, ne reconnaissant plus ni parents ni amis, il accablera de mauvais traitements ceux-là mêmes qu'il était le plus habitué à chérir.

La volonté à son tour pourra seule être altérée ; c'est même *à un trouble de l'impulsion volontaire, à une véritable ataxie de la volonté* (hyperidéation motrice) que Jaccoud attribue les mouvements anormaux qui accompagnent le délire alcoolique.

Mais il arrivera aussi que les fonctions perverties réagiront les unes sur les autres, s'accoupleront de mille façons monstrueuses et bizarres, enfantant le délire général : tourbillon rapide de pensées et de sentiments, véritable chaos que n'éclaire plus une seule lueur de raison !

Il est quelques conditions générales qui président à la production du délire : la première, regardée par Baillarger comme la principale, consiste dans l'exercice involontaire des facultés mentales, principalement de la mémoire et de l'imagination ; aussi, d'après Georget, l'enfant qui vient de naître et chez lequel il n'y a encore ni mémoire, ni imagination, ne délire pas, et chez lui la lésion cérébrale n'a d'autres manifestations extérieures que celles ayant rapport aux propriétés que possède déjà la masse encéphalique, en particulier le mouvement... Il a des convulsions, du tremblement, un sommeil agité, il trépigne comme l'animal, mais il ne délire pas.

Dans le délire, il y a encore suppression du travail intellectuel qui se fait entre la sensation et l'impulsion, et qui constitue l'attention, la réflexion et la comparaison ; c'est là sans doute ce que Pariset appelait *les idées intermédiaires*, elles sont les éléments de l'entendement et ne sauraient être perverties ou absentes impunément.

Deux autres conditions influent également sur l'intensité et la persistance du délire ; d'une part le renouvellement trop rapide des idées, et de l'autre, d'une façon pour ainsi dire contradictoire, leur fixité trop grande. Cette dernière peut même s'exercer à un tel point que l'homme redevenu raisonnable peut encore délirer sur certains sujets dont l'image fausse a laissé une empreinte trop durable dans son esprit.

Nous aurions encore beaucoup à dire sur le délire en général; mais, pour ne pas être trop long, nous allons essayer de résumer en un court tableau ses principaux caractères, surtout au point de vue clinique, sauf à revenir plus tard sur quelques-unes de ses propriétés alors que l'occasion s'en présentera, en traitant plus spécialement du délire ébrieux.

## DÉLIRE.

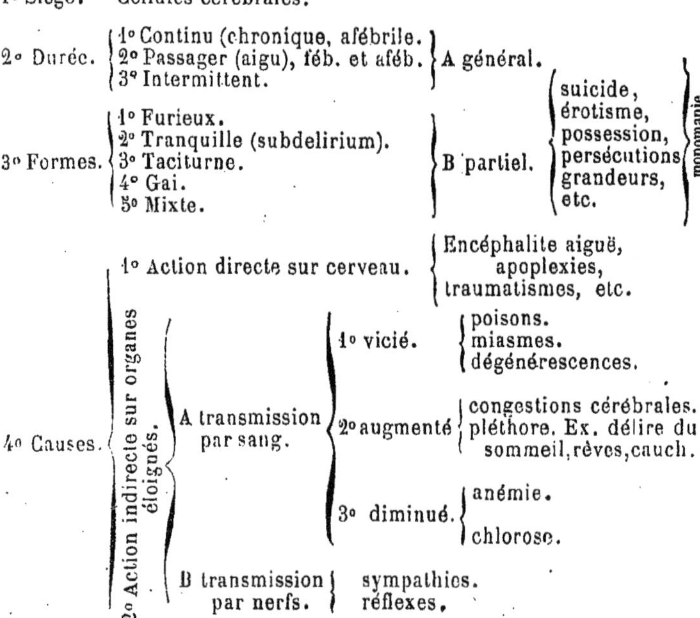

1° Siége.    Cellules cérébrales.

2° Durée. { 1° Continu (chronique, afébrile. | 2° Passager (aigu), féb. et aféb. | 3° Intermittent. } A général.

3° Formes. { 1° Furieux. | 2° Tranquille (subdelirium). | 3° Taciturne. | 4° Gai. | 5° Mixte. } B partiel. { suicide, érotisme, possession, persécutions grandeurs, etc. } monomanie.

4° Causes. { 1° Action directe sur cerveau. { Encéphalite aiguë, apoplexies, traumatismes, etc. | 2° Action indirecte sur organes éloignés. { A transmission par sang. { 1° vicié. { poisons. | miasmes. | dégénérescences. } 2° augmenté { congestions cérébrales. | pléthore. Ex. délire du sommeil, rêves, cauch. } 3° diminué. { anémie. | chlorose. } } B transmission par nerfs. { sympathies. | réflexes. } }

Ajoutons que, dans les formes violentes du délire, la sensibilité paraît abolie au point que l'on peut pincer, piquer le malade sans qu'il donne le moindre signe de douleur; ce n'est pas que la sensibilité générale soit réellement détruite, car les réflexes peuvent encore exister, mais c'est la mémoire qui, étant perdue, ne permet plus de réunir plusieurs impressions nécessaires désagréables, pour en constituer un tout complexe appelé douleur. Nous ne devons pas oublier non plus qu'il existe certains symptômes ou complications qui accompagnent fréquemment le délire et qui, le plus souvent, ont leur raison d'être, non dans le délire lui-même, mais dans les altérations concomitantes d'organes proches ou éloignés sous l'influence de la même cause étiologique, tels sont : le coma, les convulsions, le tremblement, la paralysie, etc.

Ces divers phénomènes accompagnent également le délire ébrieux et contribuent pour leur part à affirmer son identité avec les autres espèces ; c'est ce que nous allons voir dans le chapitre suivant, qui a principalement pour objet l'étude clinique du délire chez les alcoolisés, vulgo delirium tremens. Il est bien entendu que nous ne reviendrons pas sur la lésion anatomique constitutive de cette espèce; tout ce que nous pourrions dire ne serait qu'une répétition fastidieuse et sans profit; d'ailleurs la dégénérescence graisseuse de l'élément cérébral est palpable dans l'alcoolisme, et tout nous porte à croire qu'elle est due à un fait d'inanition, puisque Magnus Huss a pu constater, même dans l'ivresse passagère, des globules graisseux visibles à l'œil nu, nageant dans le sang et altérant ainsi ses propriétés nutritives. Telle est la lésion fondamentale ; mais qui refuserait d'admettre des degrés ? On comprend facilement, par exemple, que l'anatomie pathologique devra varier suivant la forme et l'intensité du délire. En thèse générale, moins celui-ci sera de nature paroxystique, plus étendue sera la transformation graisseuse ; il y aura mort de la fonction, parce qu'il y aura eu mort de l'organe. Que si au contraire on a affaire à un délire d'excitation pure et franche, les désordres organiques seront infiniment plus intimes et d'autant moins accessibles à une observation grossière ; par-ci par-là, on trouvera quelques cellules cérébrales manifestement transformées en masses granulo-graisseuses, mais un plus grand nombre n'étant encore qu'aux premières phases du travail nécrobiotique échapperont aux investigations et donneront le change sur leur existence. Vous trouverez, au contraire, réunis dans la substance grise des hémisphères, les différents degrés de la même altération dans les cas où seront aussi associés les délires sthénique et asthénique, fait observé fréquemment dans le sujet que nous étudions.

# CHAPITRE II.

## Etude clinique du délire chez les alcoolisés.

I. Etiologie. — II. Symptomatologie. — III. Diagnostic. —
IV. Pronostic et terminaisons.

> Je sais que la vérité est dans les choses et
> nen dans mon esprit qui les juge, et que
> moins je mets du mien dans les jugements que
> j'en porte, plus je suis sûr d'approcher de la
> vérité.
>
> EMILE.

## ARTICLE I. — ÉTIOLOGIE.

Nous ne saurions mieux commencer ce chapitre qu'en protestant tout d'abord contre cette association de mots : *delirium tremens,* parce que d'une part, comme le dit Rayer : « le délire n'est qu'un phénomène morbide qui, étant commun à plusieurs affections différentes par leur nature, leurs causes, les organes affectés, etc., doit être supprimé, puisqu'on a rejeté des classifications nosologiques modernes les plus généralement estimées, quelques symptômes regardés autrefois comme maladies, tels que la dyspnée, le vomissement, la dysurie, etc., » et que de l'autre, le tremblement, quoi qu'en disent Delasiauve et Piedagnel, n'est pas constant et n'est nullement pathognomonique de l'affection. Bien plus, et tel est l'avis du professeur Monneret, on observe à la fois le délire et le tremblement dans des maladies bien distinctes du delirium

tremens et dans l'étiologie desquelles l'alcool ne saurait être invoqué : méningites, fièvres typhoïdes, etc.

Sans doute le tremblement accompagne plus fréquemment le délire dans l'alcoolisme que dans les
autres maladies, mais la seule raison en est dans ce que
nous avons affaire ici à des lésions multiples dont le
siége n'est point seulement dans les cellules sensitives
et motrices des hémisphères, mais encore dans celles
du cervelet et de la moelle. Si les altérations ne rési-
daient que dans la substance grise des circonvolutions,
nous aurions seulement une sorte de tremblement borné
aux extrémités supérieures, et qui ne serait qu'une sorte
de carphologie ; c'est précisément ce qui arrive dans
certains cas de délire alcoolique léger, où les malades,
comme nous le dit Rayer, s'occupent à éplucher les couvertures de leur lit, alors que le tremblement général
ou partiel n'a pas lieu (1). Mais si à ces désordres de la
motilité qui sont sous la dépendance d'une lésion de la
volonté, vous joignez encore ceux qui résident dans
une lésion des autres parties de l'encéphale, de la
moelle et même des nerfs musculaires, vous aurez alors
un tremblement généralisé qui jettera la perturbation
dans les fonctions musculaires, non-seulement de la vie
animale, mais encore dans celles de la vie végétative,
et qui aboutira fréquemment à la paralysie générale et
quelquefois à la mort dans un brusque délai, par perversion de la puissance contractile des intestins, de la
vessie, de l'œsophage et même des bronches ; c'est là,
malheureusement, ce qui arrive dans ce que l'on appelle

(1) Rayer. Mémoire sur delirium tremens, p. 19.

les cas graves du delirium tremens, où tout le système nerveux est sursaturé de l'agent toxique ; c'est aussi dans ces cas que Bougard, de Bruxelles, a pu voir le tremblement manquer seulement trois fois sur vingt et avoir si souvent une issue funeste.

Pour que le délire alcoolique se produise, il faut généralement que l'individu soit adonné depuis un certain temps à l'usage des boissons alcooliques ; cette condition n'est pourtant pas rigoureusement indispensable, il suffit, comme le veut Rœsch, qu'il boive plus que sa constitution ne le comporte.

§ I. *Nature du liquide.* — La cause efficiente du délire ébrieux réside surtout dans l'abus de l'eau-de-vie, moins souvent dans celui du vin. Tel est l'avis de la plupart des auteurs qui ont écrit sur ce sujet, entre autres de Sutton, Rayer, Leveillé, Hufeland, Adersbach, Stœber, Bougard, etc. ; ce dernier prétend qu'en Belgique le vin n'entre que pour 1/200ᵉ dans les statistiques du delirium tremens.

D'après Rayer, on l'observerait encore chez des personnes sobres exposées à l'influence réitérée des émanations alcooliques ; bien que Sutton et Leveillé n'admettent pas la possibilité de ce moyen de transmission, et que nous n'en ayons jamais vu d'exemples, nous n'en croyons pas moins à la possibilité théorique du fait, attendu qu'il n'est pas prouvé que l'absorption du toxique ne puisse se faire que par le tube digestif. A ce sujet, le Dʳ Gillette, dans une communication qu'il fit en 1844 à la Société médicale d'émulation, cite un malade présentant des symptômes légers de délire ébrieux, et qui avait toujours soutenu ne pas boire. Cet homme était exposé par son état aux vapeurs de l'acide carbonique qui, disait-il, le grisaient quelquefois. En Belgique, ce serait le genièvre qui produirait le plus souvent le délire; l'eau-de-vie viendrait après, puis les autres liqueurs, et la bière tout à fait en dernier lieu (Bougard). Cette assertion, en supposant qu'elle soit vraie pour la Belgique, cesse de l'être pour les autres pays du Nord où, suivant beaucoup d'auteurs, l'abus de la bière est très-fréquemment la cause productrice de cet accident; pour notre part, nous l'avons observé plusieurs fois à Strasbourg, surtout chez des garçons brasseurs. Sutton, cité par Griesinger, parle d'un cas où le délire alcoolique se rattachait à un usage immodéré de la teinture de lavande.

Les liqueurs avec essences, telles que l'absinthe, la chartreuse, jouent dans son étiologie un rôle proportionnel aux quantités d'alcool qu'elles contiennent, et leurs huiles ou essences n'ont qu'un rôle excitant; il semble pourtant que le tremblement accompagne plus fréquemment le délire absinthique que les autres. Les autres boissons susceptibles de produire des manifestations délirantes sont le rhum, le whisky, l'arack (riz fermenté), le kirsch et exceptionnellement l'eau de mélisse, de Cologne, etc.

A côté de la cause efficiente, nous trouvons des causes adjuvantes qui sont de la plus haute importance; nous allons en examiner quelques-unes:

§ II. *État pathologique.* — Le délire s'empare facilement des ivrognes, dit Leveillé, lorsqu'ils sont très-légèrement malades, à plus forte raison lorsqu'ils le sont gravement, et à ce sujet il cite le cas de deux individus atteints d'érysipèle de la face qui conservèrent leur raison jusqu'à leur convalescence, qu'une même cause, l'ivresse, vint interrompre. Chez tous les deux l'érysipèle fut rappelé, se compliquant cette fois de délire qui persista à un faible degré jusqu'après la guérison de l'un et qui, très-violent chez l'autre, ne cessa qu'à la mort. Le même auteur a vu également le délire survenir dans des cas de pneumonie, de simple embarras gastrique, d'hémoptysie, de pleurésie, de fractures, de plaies, de contusions, etc. Il est un fait certain, c'est qu'un simple accident peut en déterminer la brusque apparition chez des ivrognes dont l'intoxication, quoique chronique, ne s'est encore révélée par aucun symptôme; ainsi Clifton et Behr l'ont vu survenir à l'occasion d'une excessive purgation ; Bougard, à la suite d'une grande chaleur ; M. Hardy en a observé de véritables accès dans des cas d'angines, de variole, de fièvres intermittentes. Quelquefois c'est un simple délire sans tremblement dans certaines maladies ou périodes de maladies, dans lesquelles le délire ne se montre pas d'habitude : gastrites, rhumatismes. Les fractures simples, les plus bénignes en apparence et portant sur le péroné, la rotule, la clavicule, provoquent parfois chez les alcoolisés une attaque de delirum tremens qui les enlève en deux ou trois jours (Verneuil). C'est donc avec raison qu'en 1822 Lind écrivait : « *Multis sane et variis ejusmodi observatis edocti, merito conjicimus quamcumque externam affectionem dolore, sive fibre stipatam in potatoribus facile delirum tremens excitare.* » Ce dernier a vu si souvent les affections du canal alimentaire et du foie précéder le lélire des ivrognes, qu'il regarde cette maladie comme plus souvent secondaire que primitive. Le D^r Wolff cite une observation (1) où, suivant lui, l'accident fut produit par l'abstinence de l'eau-de-vie chez un individu habitué à boire (Stœber). Nous avons été témoin nous-même d'un fait de ce genre à Strasbourg dans le service du professeur Rigaud. L'observation est rapportée tout au long dans la thèse inaugurale de notre collègue le D^r Trifaud (Paris, 1871).

D'après les statistiques, c'est dans les affections pulmonaires qu'on rencontre le plus souvent cette complication : ainsi Chamsing a constaté six fois sur sept l'association du délire alcoolique avec une phlegmasie thoracique; Lancereaux l'a vu survenir huit fois dans la pneumonie, quatre fois dans l'érysipèle, cinq fois dans le rhumatisme, deux fois dans la péricardite, six fois dans les fièvres typhoïde et gastrique, trois fois dans la variole, trois fois dans la scarlatine, une fois dans la rougeole. Dans tous ces cas, le délire ne se manifesta jamais au début de la maladie, mais seulement du cinquième au huitième jour; le D^r Thore dit pourtant l'avoir vu coïncider avec l'apparition des premiers symptômes de la fièvre typhoïde : Duclos, de Méru, l'a noté également dans le cours de la même maladie. Sur 636 cas de délirium tremens relevés dans le duché de Nassau par V. Franck, 99 fois le délire survint dans le cours d'une maladie, ainsi qu'il suit : pneumonie, 50; fractures compliquées, 11; pleurésie, 7; blessure grave, 5; érysipèle,

______

(1) Hufeland's journal, october 1821.

4; catarrhe, 3 ; rhumatisme, 3 ; pleurodynie, 3 ; variole, 3. Le délire peut aussi s'emparer tout d'un coup des ivrognes, à la suite d'une émotion qui excite fortement le système nerveux cérébro-spinal (Monneret) : un homme, par exemple, adonné aux habitudes alcooliques, est pris tout à coup de délire aux approches des élections des représentants du peuple. Quelquefois enfin, le délire éclate brusquement à la suite de quelques libations répétées : on dirait alors véritablement un vase trop plein qui déborde.

§ 3. *Sexe*. — Le délire alcoolique est plus fréquent chez les hommes que chez les femmes, pour la raison toute simple que celles-ci sont moins adonnées à l'alcoolisme; cependant Sutton a vu quelques Anglaises qui en étaient atteintes. Il paraît même qu'en Pologne et en Russie on l'observe en proportions égales dans les deux sexes. Esquirol en a vu des cas à la Salpêtrière, et Rayer a compté 7 femmes sur un total de 170 malades. A Copenhague, Bang, sur 456 délirants, n'a compté que 10 femmes; Hœgh-Guldberg seulement 1 sur 173 ; mais Kruger-Hausen en a observé 1 sur 16. Il ressort, de plus, des statistiques et de l'observation, que c'est surtout à la ménopause qu'il apparaît le plus souvent, et cela parce que bon nombre de femmes, à cette période de leur vie, sont prises tout à coup d'une belle passion pour les alcooliques. Pourtant le délire ébrieux se montre quelquefois chez les femmes enceintes et les nouvelles accouchées ; ainsi les docteurs James Reid et Copland (1) ont insisté sur une forme de délire que le

(1) Dictionary of medicine, t. II, art. Insanity.

travail de la parturition peut provoquer chez des femmes
adonnées aux boissons alcooliques, épuisées par des
excès de toutes sortes et qui se trouvent, au moment de
leurs couches, subitement privées de leur stimulant ha-
bituel. Il y a tremblement particulier des mains et prédominance des hallucinations de la vue. Ces cas sont
plus nombreux en Angleterre qu'en France (voir Marcé,
*Traité de la folie des femmes enceintes*, etc., pages 204
et 205).

§ 4. *Age*. — Le délire alcoolique s'observe surtout de
40 à 60 ans; c'est l'âge où l'on aime à boire, dit Rayer;
il est plus rare dans la vieillesse, et cela, croyons-nous,
parce que généralement les ivrognes ne deviennent pas
vieux. Contrairement à l'opinion de Rayer, on le rencontre quelquefois chez les enfants : Weiss et Stadler en
ont relaté des cas chez des enfants de 4 à 5 ans ; ce qui
ne devra point étonner, en songeant que, dans certains
pays, en Ecosse, par exemple, on donne de l'eau-de-vie
aux enfants pour les fortifier et que, pour calmer les
cris des nourrissons, on leur fait téter un tampon de
linge mouillé avec de l'alcool. Ces faits peuvent encore
s'expliquer d'autant plus facilement que la transmission
de la diathèse alcoolique par hérédité a été mise hors de
doute, en 1819, par un médecin russe, Brühl-Cramer.
Le D<sup>r</sup> Günther rapporte trois observations de delirium
tremens chez des enfants de 7 à 9 ans (*Salzburger medi-
cinisch-chirurgische Zeitung*, 1820). Le professeur Hahl de
Halle cite le fait suivant :

« Un jeune garçon de 5 ans et sa sœur avalèrent par
mégarde une notable quantité d'eau-de-vie qu'ils avaient

prise pour de l'eau. La petite fille fut trouvée étendue par terre, et le petit garçon se livrant à des ébats joyeux, mais mal assurés. On les transporta tous les deux au lit. Le petit garçon vomit, passa la nuit dans l'agitation et ne dormit que sur le matin. A son réveil, il fut tout à coup pris d'un tremblement de mains tel qu'il ne pouvait soutenir la tasse dans laquelle il buvait; puis il eut bientôt des mouvements convulsifs du visage et des crampes. Lorsque le D^r Hahl vit l'enfant, le tremblement des extrémités supérieures était tel qu'il ne pouvait tâter le pouls. Il y avait aussi de légers soubresauts des tendons. Le pouls était lent, le regard comme effrayé, la pupille dilatée et le visage pâle. L'enfant avait, en outre, du délire et poussait des cris; il demandait fréquemment à boire; il existait de la dysurie. On prescrivit un lavement vinaigré et, à l'intérieur, du calomel et du jalap. Un cataplasme fut mis sur le bas-ventre. Les symptômes s'amendèrent vers le milieu du jour; les urines commencèrent à sortir librement; les selles vinrent en abondance après l'administration d'un nouveau lavement. Mais, vers le soir, il y eut retour du délire, du tremblement et des divers symptômes précédemment décrits. L'œil était brillant, le pouls avait augmenté de fréquence; on mit six sangsues au front, on administra toutes les heures un demi-grain de calomel avec trois gouttes de teinture thébaïque. A la troisième prise, le malade tomba dans un sommeil réparateur qui fut suivi du retour à la santé. Chez la petite fille, on n'eut affaire qu'aux suites ordinaires de l'ivresse. » (Extrait de la *Gazette des hôpitaux*, 1846.)

§ 5. *Professions*. — Le délire ébrieux est plus fréquent dans les professions qui exposent à l'abus des alcooliques : courtiers de vins, débitants, douaniers; dans celles qui exigent un déploiement considérable de forces : boulangers, forgerons, forts de la halle, etc.; dans celles enfin où règne une certaine oisiveté unie à l'ignorance : c'est à ce dernier titre que Rœsch cite l'état militaire. Nous avons fait nous-même des recherches à ce sujet, et nous sommes à même de donner le chiffre authentique des soldats atteints de delirium tremens pendant les années 1862, 1863, 1864, 1865 et 1866. Or, en 1862, sur un effectif de 316,578 présents et sur 28,882 malades, on a compté 64 cas de delirium tremens, dont 6 mortels, 1 entraînant la réforme et 1 autre la mise en non-activité. C'est une moyenne de 0,21 pour 1,000 hommes. En 1863, sur un effectif de 361,697 présents et sur 87,619 malades, on a observé 60 cas de delirium alcoolique ou 0,16 0/00; sur ces 60 cas, il y eut 3 morts et 6 réformés. En 1864, sur un effectif de 305,414 présents et 93,126 malades, on a observé 68 individus présentant des symptômes délirants d'alcoolisme, qui entraînèrent la mort pour 9 d'entre eux. La proportion s'éleva cette année à 0,22 0/00. En 1865, sur un effectif de 348,968 présents et sur 123,628 malades, on a observé 113 cas, dont 4 par récidive et 9 morts ; il y eut 2 réformes et 1 mise en non-activité pour infirmités temporaires. La proportion fut de 0,32 0/00. En 1866, sur un effectif de 336,233 présents et sur 109,360 malades, on compta 68 délires alcooliques, dont 10 mortels, et l'on remarqua de plus, cette année, que le delirium tremens fut suivi de mort chez 7 individus ayant plus de quatorze ans de service. La proportion est, en 1866, de 0,22 0/00.

Si nous comparons ces chiffres à ceux de l'armée anglaise, nous verrons que l'alcoolisme fait chez elle de bien plus grands ravages que chez nous. Ainsi annuellement elle compte une proportion de 1,3 de delirium tremens pour 1,000 malades; de plus ce délire y est plus grave : 6,15 décès pour 100 cas, tandis que, chez nous, la moyenne ne dépasse pas 1 0/0. Ainsi, on le voit, l'alcoolisme fait, en définitive, moins de ravages dans l'armée française proprement dite qu'on ne le pense, et nous avons à cœur de constater que, pendant le siége de Strasbourg et pendant les cinq mois que nous avons passés dans les ambulances de la deuxième armée de la Loire, nous n'en avons pas compté un seul cas. Trop heureux si on pouvait en dire autant des soldats-citoyens !

§ 6. *Positions sociales.* — Les riches sont moins sujets au délire ébrieux que les pauvres, à cause du bien-être général qui, chez eux, neutralise les effets de l'intoxication alcoolique ; les pauvres, au contraire, vont souvent demander aux alcools l'oubli de leur misère, une compensation à tous les plaisirs qu'ils n'ont pas et quelquefois une stimulation factice pour relever leur courage abattu.

§ 7. *Topographie.* — Les manifestations alcooliques sont plus fréquentes en hiver qu'en été ; partant on les rencontrera plus fréquemment dans les pays septentrionaux : Angleterre, Danemark, Suède et Norwége, que dans les pays chauds : ce qui tient à l'abus plus considérable que l'on fait, dans ces régions, des alcooliques de toutes sortes, auxquels on demande une réaction illusoire contre la rigueur du climat. La Suède est certainement, de tous les pays d'Europe, celui où se commettent les plus grands excès alcooliques ; c'est aussi celui où se voit le plus grand nombre d'affections morbides qui en découlent, et en particulier le délire. Comment pourrait-il en être autrement, dans un pays où la consommation quotidienne des ouvriers rangés de Stockholm peut être évaluée à cinq ou six verres d'eau-de-vie de pommes de terre, soit un demi-litre au moins ! Le Danemark paye, de son côté, un tribut énorme à l'alcoolisme. De 1826 à 1829, Bang a compté à l'hôpital Frédéric de Copenhague 456 individus atteints de délire alcoolique sur un total de 9,000 malades. En Angleterre, il meurt, par suite d'alcoolisme, à peu près 50,000 personnes, et déjà, du temps de Rayer, c'était dans ce pays que se rencontrait le plus souvent le délire ébrieux.

En Russie, on observe fréquemment les symptômes délirants de l'alcoolisme, et « il n'est pas rare de voir des hommes éminents par leur rang, leur fortune, leur savoir, qui, parvenus à un certain âge, se livrent à l'abus des liqueurs fortes et tombent dans la démence compliquée de paralysie, d'excès de tremblement et de délire » (Rayer).

En France, le délire alcoolique, qui, jusqu'en 1834, se voyait exceptionnellement, au rapport de Stœber et de Hœgh-Guldberg, est beaucoup moins rare de nos jours, et sa fréquence a suivi l'augmentation de la consommation annuelle de l'eau-de-vie. Certains départements, surtout en raison de leur position septentrionale et du nombre considérable d'ouvriers qu'ils renferment, rivalisent avec la Suède et l'Angleterre ; ainsi, dans la Seine-Inférieure, au Havre, sur 301 malades hommes, entrés à l'hôpital pour alcoolisme, de 1853 à 1858, il y avait 135 cas de delirium tremens, et, pendant le même laps de temps, sur 147 femmes entrées également pour la même cause, 56 avaient des accès de délire alcoolique ! A Paris, où, suivant Benoiston de Châteauneuf, la consommation en eau-de-vie va croissant d'année en année, la manie alcoolique devient aussi de plus en plus commune ; l'année dernière surtout a donné un chiffre exorbitant. Dans le seul mois de mai 1871, les cas de délire alcoolique se sont élevés à 15, nombre plus considérable que pour les mois de mars, avril, mai et juin réunis de 1870, qui n'en avaient donné que 13 (Rapports statistiques des Drs Magnan et Bouchereau). Dans les départements du Midi, au contraire, où le vin à bon marché n'oblige pas à recourir à l'alcool, on ne voit que très-rarement des cas de délire ; il paraît même que les Espagnols ont une aversion profonde pour l'ivrognerie.

Blake dit que l'alcoolisme sévit avec rigueur aux Indes occidentales, où il est très-fréquent, à cause de la modicité du prix du rhum : les nègres employés à la fabrication de cette liqueur seraient fréquemment attaqués de délire alcoolique.

En Egypte, au Mexique, en Chine, dans les îles de l'Océan Pacifique, à Tahiti, à Montévidéo, l'alcoolisme fait de grands ravages depuis l'introduction des liqueurs fermentées dans ces pays. Les écrits des voyageurs en font foi, mais nous n'avons pas de chiffres à produire ; la race nègre surtout a, paraît-il, une passion irrésistible pour les boissons fermentées.

Aux États-Unis d'Amérique, la population était réellement décimée par l'alcoolisme, avant la création des Sociétés de tempérance ; ainsi, du 16 janvier 1821 au 21 décembre 1844, on reçut dans l'asile de Bloomingdale (état de New-York) 322 personnes affectées de délire ébrieux, sur lesquelles on comptait 48 femmes. Parmi ces malades, un grand nombre reparaissaient à l'asile pour la deuxième, troisième, quatrième et même sixième fois ; 12 y reparaissaient depuis la quinzième jusqu'à la vingt-sixième fois. En 1822, Samuel Porry comptait, dans l'armée des États du Nord, 1,370 cas d'ivrognerie, chiffre dans lequel le délire alcoolique était compté pour 408 cas. Mais bientôt les Sociétés de tempérance portèrent leurs fruits ; la fréquence de l'alcoolisme diminua de jour en jour ; la mortalité devint de plus en plus rare, et l'état moral alla sans cesse en s'améliorant.

Bien que l'étiologie du délire alcoolique n'ait pas une grande importance au point de vue de la démonstration de nos idées théoriques sur le délire, nous nous y sommes, malgré cela, un peu longuement étendu, en raison de l'utilité pratique qu'elle a, puisqu'elle est la base du traitement et des indications prophylactiques. Nous allons aborder maintenant la symptomatologie et le diagnostic, qui vont devenir pour nous un véritable arsenal où nous puiserons nos meilleures armes pour la défense de nos vues synthétiques.

## Article II. — Symptomatologie.

§ 1er. *Invasion.* — Le délire, chez les alcoolisés, s'annonce d'une manière brusque ou graduée (Rayer). Quand il y a des prodromes, ils consistent en malaise, sentiment d'indifférence, de faiblesse, de lassitude, céphalalgie, anorexie, etc. ; mais ces prodromes ne sont pas liés essentiellement au délire, ce sont le plus souvent des circonstances occasionnelles, tout comme dans la diathèse cancéreuse, le moindre choc devient en apparence le point de départ d'une tumeur maligne, lorsqu'en réalité il n'est que le fouet qui active les manifestations diathésiques.

§ 2. *Caractères.* — Le délire une fois produit, on a voulu en faire une entité morbide, et, pour cela, on s'est basé sur ce qu'il aurait, dans sa forme, dans son objet, certains caractères essentiels qui le distingueraient nettement des autres espèces ; voyons quelle est la valeur de ces différentes assertions. Rayer prétend que le délire alcoolique, contrairement aux autres, roulerait toujours sur les occupations habituelles du malade, et, à ce propos, sur 5 observations que l'on trouve dans son mémoire, 4 sont en faveur de son opinion ; Bougard est du même avis, et dans ce délire on retrouve toujours, suivant lui, « une idée fixe relative au genre de vie du malade, à une affaire qui l'a fortement préoccupé avant la maladie ou bien à un penchant, à une passion dominante ». Mais il est évident qu'il suffit de lire quelques observations de delirium tremens prises dans divers auteurs pour se convaincre de l'insuffisance de ce

caractère et de la variété infinie des manifestations délirantes : l'un, par exemple, ressent de violentes se-
cousses électriques ; un autre voit une corde tendue à la
hauteur de sa tête et contre laquelle il lui semble toujours qu'il va se heurter. Calmeil nous raconte qu'un
homme d'un esprit autrefois cultivé, très-versé dans la
connaissance des langues, contracte dans le Nord l'habitude de boire de l'eau-de-vie, d'où, à la longue, accès
de délire alcoolique, dans lesquels il voit les flots de la
mer qui menacent de l'engloutir ; l'air qu'il respire contient des miasmes fétides autant que délétères, et il fait
de violents efforts pour l'expulser de sa bouche. Le
même auteur cite un malade qui prend un ruisseau pour
une route et s'y noie.

Certes, ces quelques exemples, pris entre mille, viennent bien à l'encontre de l'opinion de Rayer, mais, en
admettant même que celle-ci fût exacte, elle ne serait
pas encore une preuve en faveur de la spécificité du délire alcoolique; c'est en effet le propre de tout délire de
n'être que la perversion des manifestations habituelles
de l'intelligence, et ce fait n'a pas échappé aux physio-
logistes; écoutez plutôt Richerand : « Le délire, dit-il,
roule ordinairement sur les idées les plus familières à
l'individu : la passion dominante s'y fait aisément reconnaître : l'avare tient sur ses trésors enfouis les propos les plus indiscrets; tel autre meurt assiégé de reli-
gieuses terreurs : souvenirs délicieux de la patrie
absente, vous vous réveillez alors avec tous vos charmes
et toute votre énergie » (1).

(1) Nouveaux éléments de physiologie, 9ᵉ éd , t. II, p. 600.

On a attribué en second lieu au délire alcoolique un caractère de dépression morale, d'accablement et de dés-espoir. Marcel prétend que toutes les hallucinations des alcooliques ont pour effet de déterminer une impression morale pénible qui peut conduire jusqu'au suicide, à tel point que la moitié des malades qu'il a observés avaient essayé de se donner la mort pour se débarrasser de leurs obsessions; mais c'est encore là une assertion qui trouve un démenti formel dans bon nombre d'observations; le D.r Voisin lui-même, à qui cette idée est chère, est forcé d'avouer qu'il a vu plus d'une fois le délire, chez les alcoolisés, être caractérisé par de le satisfaction, du contentement de soi-même, une tendance à l'orgueil, par des idées de richesse et de bonheur (*Annales de médecine et de chirurgie*, tome I^er, 4^e série). Nous avons également observé plusieurs faits de ce genre, un entre autres où le délirant, homme marié, se berçait des plus charmantes images d'un nouvel hyménée.

On a dit encore que dans le delirium tremens, les hallucinations consistaient uniquement dans la vue de petites bêtes noires, de rats, d'araignées qui grimpaient sur le lit, et couraient à la poursuite du malheureux patient; mais de quelle valeur est ce caractère devant ce fait certain, que l'on a vu des enfants de 10 ans, convalescents de pneumonie aiguë, qui, dans leurs hallucinations, voyaient courir après eux des rats et des chats, et chez lesquels on ne pouvait nullement invoquer la cause alcoolique?

Ce qu'on ne saurait nier, c'est que le délire provenant d'excès alcoolique est, comme tous les autres, tellement variable qu'on le voit, dans le cours d'un accès, se transformer très-facilement dans sa forme et dans son objet; par exemple, le premier jour le délirant verra des voleurs; le quatrième jour il ne parlera constamment que de ses richesses. L'Alsacien que Broussais guérit par l'eau froide avait alternativement devant ses yeux l'image d'une jeune fille qu'il avait aimée, et celle moins agréable de diables qui dansaient autour de lui. Indépendamment de l'objet du délire, il y a encore de grandes variétés sous le rapport de l'intensité, mais, comme nous l'avons vu dans le chapitre précédent, elles sont toutes sous la dépendance des lésions anatomiques. C'est dans ce sens que nous admettons ce que Delasiauve a appelé forme suraiguë du delirium tremens, caractérisée à l'extérieur par une prodigieuse activité nerveuse, dans laquelle l'incohérence est complète, et qui répond anatomiquement à des lésions initiales minimes, mais généralisées. C'est également en s'appuyant sur des considérations d'anatomie pathologique, que M. Chauffard admet ces trois types de delirium tremens: 1° paroxystique; 2° asthénique primitif; 3° inflammatoire. De plus, nous croyons que l'on rencontrera une activité cérébrale d'autant plus considérable que l'individu aura une organisation plus vigoureuse, sera d'un tempérament plus sanguin, ou sera depuis moins longtemps adonné aux excès alcooliques; mais, ne l'oublions pas, quelle que soit la forme du délire, le résultat inévitable, la couronnement fatal de l'alcoolisme est, à une échéance plus ou moins lointaine, la dégénérescence graisseuse complète des cellules cérébrales, se traduisant au dehors par la démence et la senilité intellectuelle.

§ 3. *Symptômes physiques*. A côté de ces perversions purement intellectuelles, on trouve aussi des symptômes physiques, compagnons inséparables du délire alcoolique comme des autres espèces. Stœber a noté que la température de la tête était un peu plus élevée qu'à l'état normal; les urines sont troubles, et déposent un sédiment rougeâtre, mais la quantité de phosphate de chaux qu'elles contiennent normalement a diminué, ce qui proviendrait, d'après le Dr Michea, du dégoût insurmontable qu'ont les malades pour les aliments qui en contiennent : chair musculaire, semences des légumineuses, et qui sont eux-mêmes la source des phosphates de l'urine. A ce propos nous dirons ici, et sans vouloir anticiper sur le traitement, qu'il ressort de cette observation la nécessité de nourrir le malade dans tout accès de délire. Dans quelques cas une sueur froide et gluante couvre le malade de la tête aux pieds, mais cette sueur, loin de favoriser l'élimination du principe toxique, ne sert, grâce à sa viscosité, qu'à rendre la peau imperméalable. L'aspect de la figure répond à la nature des hallucinations : elle est souriante ou terrifiée, attentive ou indifférente; les yeux sont hagards, brillants, quelquefois mouillés de larmes ; la langue humide ou sèche ; les lèvres souvent tremblantes ; la pupille est en général dilatée; peu ou pas de douleurs physiques. Le pouls, d'après M. Giraldès, présente des tracés sphygmographiques très-analogues à ceux de la fièvre typhoïde, mais il n'y a pas de fièvre, et, comme le dit Bougard, de Bruxelles, si le pouls est quelquefois fréquent et accéléré, cela tient à l'agitation du malade et aux complications. Cette observation peut d'ailleurs se faire pour tout délire en général. L'appétit est nul, mais la soif est vive; Stœber dit même que le délirant demande de l'eau-de-vie, ce qui n'est pas absolu, puisque Eichelberg a connu un homme qui, ayant été attaqué dix fois de ce délire, éprouva chaque fois, dans tout son cours, un grand dégoût pour cette boisson.

§ 4. *Symptômes psychiques.*— Nous retrouvons ici tout ce que nous avons dit en parlant du délire en général, c'est-à-dire l'indépendance quelquefois absolue des diverses facultés intellectuelles, pouvant se traduire par un délire partiel ou se combiner entre elles pour donner toutes les formes du délire généralisé; nous ne nous y arrêterons donc pas davantage.

§ 5. *Durée.* — Le délire dure rarement moins de deux à huit jours; il est très-léger lorsqu'il cède en vingt-quatre heures. Sur 40 accès environ; le plus long qu'ait observé Bougard a duré six jours; des 39 autres, pas un seul n'a dépassé le quatrième. Exceptionnellement il peut durer jusqu'à vingt jours. Souvent reproduit, il devient chronique; mais il y a beaucoup moins d'agitation, et c'est surtout un délire asthénique, accompagné presque toujours de tremblement, et souvent de paralysie générale. C'est à cet état que Hufeland a donné le nom de dipsomanie. Le délire alcoolique peut d'ailleurs être comme tous les autres : continu, rémittent, intermittent, périodique, irrégulier, quelquefois à paroxysmes, coïncidant généralement avec la nuit. Adersbach en cite un exemple avec type quotidien, rapporté par Stœber dans sa thèse inaugurale de

Strasbourg, 1824. Le Dr Dreyfus a observé en Russie un pharmacien qui, tous les mois régulièrement, et pendant trois jours, était pris de ce que l'on appelle delirium tremens ; rien n'a jamais pu le guérir de ces accès qui provenaint de l'usage continu qu'il faisait des boissons fortes. Il se montre souvent à heure fixe et la nuit (Verneuil). Il est essentiellement sujet à récidives, grâce à l'influence persistance de la même cause : nous avons connu une ancienne cantinière, qui pendant plus de dix ans, à chaque libation nouvelle, et elles étaient nombreuses, était prise de manie alcoolique ; la malheureuse a fini par mourir paralytique et dans le marasme intellectuel. Ce serait pourtant une erreur de croire que l'intermittence dans le délire alcoolique est un caractère essentiel : loin de là, car on l'observe également dans le délire saturnin et dans les autres. Monneret en a donné des exemples.

§ 6. *Symptômes concomitants et complications.* — Tant que dure le délire, il y a insomnie complète ou partielle, et, comme dans les autres espèces, le sommeil est très souvent la crise qui juge l'accident. Il peut être accompagné d'autres symptômes relevant de l'intoxication alcoolique, ou se développer dans le cours d'une maladie de tout autre nature. C'est là ce que certains auteurs appellent des complications du delirium tremens. Il y a, par exemple, un délire convulsif qui survient quelquefois chez des individus intoxiqués chroniquement, et qui n'est qu'une variété du délire tremblant (Wieger, de Strasbourg). Hippocrate, et après lui, Léveillé, Monneret, Bougard, etc., notent l'existence d'attaques d'épilepsie dans le cours, ou comme conséquence du delirium tremens. Celui-ci peut même débuter par là. Rœsch en cite des exemples. On a noté également des symptômes tétaniformes. Cette prédominance des troubles de la motilité sur ceux de l'intelligence, s'explique dans ces cas par la nature des lésions trouvées à l'autopsie, lorsque mort s'en est suivie. Elles portent surtout sur le cervelet, qui est ramolli en plusieurs points, et dont les parois des capillaires présentent un commencement de dégénérescence graisseuse dans le voisinage des ramollissements. MM. Guillot et Pidoux ont pu s'en convaincre plusieurs fois. Le D^r C. Bleye, de Barr, a observé, comme complications du délire alcoolique, plusieurs cas de lésions graves de la cornée, d'ulcères plus ou moins étendus qui rappellent les faits de gangrène. Ces faits peuvent s'expliquer par une altération du nerf de la cinquième paire aux environs de son origine cérébrale, ou bien encore en invoquant les mêmes lésions que celles du délire, si l'on se souvient de ces expériences de Bouillaud, par lesquelles ce savant professeur a constaté qu'un animal sans lobes cérébraux, perçoit encore les sensations lumineuses; mais qu'il se heurte contre les obstacles, d'où production d'ulcères et même destruction de toute la cornée. Quant aux complications avec une entérite, gastro-entérite ou gastrite, etc., elles sont très-fréquentes, mais, comme toujours, ce sont là des accidents indépendants du délire, fait qui n'a pas échappé à Léveillé, et dont il trouve la meilleure preuve dans ce que « le délire cesse alors que les accidents du côté des voies digestives sont encore très-intenses. » Bien d'autres symptômes concomitants peuvent exister, mais, comme le plus souvent ils ne sont pas sans influence sur la terminaison, nous les examinerons en traitant du pronostic.

ARTICLE III. — DIAGNOSTIC.

Rayer n'admet pas que le délire alcoolique ait des caractères distinctifs des autres espèces. Tel est notre avis ; et, comme nous l'avons déjà plusieurs fois répété, nous pensons que le délire par lui-même est identique dans l'intoxication saturnine, dans la fièvre typhoïde, dans la méningite, dans toutes les maladies enfin où on le rencontre. Ceci étant admis, il n'est pas étonnant qu'en s'obstinant à trouver dans le delirium tremens une allure particulière, des symptômes caractéristiques et essentiels, on ait été conduit quelquefois à commettre de grossières erreurs de diagnostic. C'est ainsi que Niemeyer nous dit en propres termes : « que plus d'un individu, chez lequel on avait cru reconnaître une crise de delirium tremens , est mort avec la camisole de force, et l'autopsie venait révéler une pneumonie. » Si maintenant encore règne l'incertitude sur la nature du délire auquel Dupytren donnait le nom de nerveux, il faut en chercher la raison dans l'absence totale de caractéristiques, absence telle, que si aujourd'hui on admet généralement l'identité du délire nerveux avec l'alcoolique, c'est moins en. se basant sur l'étude symptomatique, que sur la découverte d'antécédents alcooliques faite par M. Demarquay et d'autres savants dans des cas analogues de délire nerveux. De même au début de la paralysie générale, et alors que les désordres de la

motilité ne sont encore que peu appréciables, il y a un
délire ressemblant beaucoup à l'alcoolique, et à vrai
dire il n'existe même pas de s¹gnes différentiels. Calmeil a fait souvent cette erreur. On peut encore dire,
sans crainte d'être démenti, que si on ne tient compte
que du symptôme délire, on aura toutes les peines du
monde à ne pas confordre le prétendu delirium tremens avec la fièvre typohoïde (voir à ce sujet, dans la
*Gazette des hôpitaux*, une observation de M. Coutenot,
de Besançon, août 1865). A son tour, M. Delasiauve,
voulant distinguer le délire alcoolique du délire aigu,
prétend que dans ce dernier on trouve une singulière
incohérence dans les idées, tandis que la plus grande
précision et la plus grande suite règnent dans les conceptions délirantes de l'alcoolisme. Il ajoute que les
hallucinations de la vue et de l'ouïe se succèdent dans
ce dernier cas, avec une régularité extrême, en formant des scènes, dont les assistants se rendent très-bien
compte. Si c'est là un fait absolu, nous demanderons
alors à M. Delasiauve, dans quelle catégorie il range son
delirium tremens suraigu, dans lequel « les hallucinations, comme il le dit lui-même, deviennent incohé-
rentes à force d'être multipliées, et dans lequel aussi les
impressions sensorielles qui se succèdent incessamment,
ne permettent pas au malade de suivre une idée, d'agir
avec un but ? »

La forme délirante de la congestion cérébrale ne diffère pas non plus du délire alcoolique, et, comme le dit
Jaccoud, « ce n'est pas sur le tableau symptomatique
qu'il faut compter pour établir ce diagnostic d'une si
haute importance, c'est uniquement sur la connaissance

des habitudes du malade et des circonstances qui ont précédé les accidents. »

L'encéphalopathie saturnine est également impossible à diagnostiquer au début. Le caractère donné par Tanquerel, à savoir la mobilité excessive de l'expression de la physionomie, est au moins douteux; attendu que nous savons que cette physionomie, *vrai miroir de l'âme*, réflète les variations infinies d'impressions et de sentiments qui, dans tout délire, n'ont d'autre loi et d'autre mesure que les caprices d'un esprit déréglé. Monneret avoue d'ailleurs la difficulté de ce diagnostic, et il dit même avoir vu le délire saturnin se manifester immédiatement à la suite d'une orgie. De même les délires par l'opium, le hachisch, le datura, la belladone, ont une très-grande ressemblance avec le délire alcoolique ; et à ce sujet le D$^r$ Diez, de Waldkirch, cite trois cas de delirium tremens, arrivés à la suite d'intoxication par la belladone, et qui ne différaient en rien de ceux produits par les alcooliques. Le café, les miasmes paludéens, le tabac, l'inanition, etc., engendrent de véritables accès de delirium tremens ; en voici encore un exemple pris entre mille, et relaté par le D$^r$ Gordon, de Harrisburg, dans le *American Western journal of medicine*, 1848 : « Un homme, décidé à abandonner l'usage du tabac, voulut faire un dernier excès le jour même où il prit sa résolution. Il fuma, coup sur coup, neuf cigares, et en éprouva des nausées et de l'étourdissement pendant trois jours; ces symptômes se dissipèrent, mais peu à peu il tomba dans un état léthargique dont il sortit avec peine. Cet état fut suivi des symptômes d'un véritable delirium tremens.

Il avait de l'insomnie, était agité et effrayé par des objets imaginaires qui erraient autour de son lit. Le pouls était à 85, plein, mais mou ; sa contenance abattue, son regard confus et trouble, la peau chaude et moite, constipation, langue humide et légèrement chargée... » (L'issue de l'accident n'a pas été connue du Dr Gordon.)

Quant au diagnostic différentiel du délire alcoolique et de celui qui survient dans les fièvres essentielles, inflammatoires, bilieuses, adynamiques, etc., il serait bien difficile de l'établir, n'étaient les symptômes concomitants et spéciaux à la maladie ; il ne faudrait pas s'imaginer à ce sujet que le traitement par l'opium puisse devenir un criterium de certitude, loin de là ; ce serait, au contraire, comme le dit Léveillé, « ignorer que ce médicament a été administré largement et avec succès dans nombre de fièvres bilieuses.

De tout cet ensemble de faits, il nous semble logique d'inférer que tout, dans le diagnostic, est en faveur de la théorie que nous soutenons.

### Article IV. — Pronostic et terminaisons.

Nous croyons être dans le vrai en disant que le délire des alcoolisés, pas plus que tout autre délire, n'est mortel par lui-même. Sans doute on a vu la mort survenir dans le cours ou à la suite du delirium tremens, seulement c'était toujours grâce à des complications, ayant, il est vrai, la même origine que lui, mais existant hors de lui et évoluant à leur manière, indépendamment de la manifestation délirante. On comprend, en effet, que l'action toxique de l'alcool s'exerçant sur plusieurs organes, sur plusieurs tissus à la fois, les différents symptômes propres à chacune de ces lésions puissent marcher de front, tendant chacune à une terminaison variable, et n'ayant de commun que la cause première; dans quelques cas même, la médication a pu revendiquer une large part dans la terminaison fatale de l'accident; c'est ainsi que les attaques d'apoplexies cérébrales et les paralysies sont surtout fréquentes dans le traitement du delirium tremens par l'opium. On a vu une affection étrangère intercurrente emporter les malades. Les convulsions sont d'un pronostic facheux, parce que le plus souvent elles s'étendent aux muscles de la vie organique, et amènent la mort en jetant la perturbation dans les grandes fonctions de l'économie. M. Guillot, dans ces conditions, a perdu 6 malades sur 6; et tous ceux dont M. Pidoux a noté la mort avaient eu également des convulsions. Dans certains cas il y aura, comme le dit Léveillé, extinction absolue des forces radicales, précédée de phénomènes apoplectiques; et le malade s'éteindra alors lentement dans l'adynamie, présentant quelquefois des gangrènes partielles, siégeant surtout dans les parties soumises à quelque compression.

Si l'issue doit être heureuse, on voit survenir un sommeil paisible et prolongé, qu'il faut bien distinguer du sommeil comateux qui précède la mort; dans le premier cas, le malade sera calme, sa respiration libre, et son pouls lent. Ce dernier caractère est très-important, puisque d'après Lind, chez tous ceux qui sont morts, le pouls battait plus de 120 fois. Le sommeil critique a une durée de six à sept heures, mais il peut cependant

durer jusqu'à dix-sept heures, et amener la guérison.
Après le réveil, le malade ne se souvient plus de ce qui
s'est passé. L'accès se termine quelquefois peu à peu et
sans sommeil (Walther Channing, *The New-England
journal of medicine*, etc., vol. VII, 1819). Souvent il est
jugé par une crise de sueurs ou d'abondantes urines;
Günther cite un cas où il se termina par des selles cri-
tiques; un médecin allemand, Nasse, a vu un homme
guérir de delirium tremens par un accès de goutte. La
convalescence est ordinairement très-courte, mais il va
sans dire que la guérison n'est que celle du symptôme
momentané; que ces ivrognes continuent leurs libations journalières, et ils rappelleront fréquemment les
symptômes délirants, au point que par la régularité de
leurs habitudes ébrieuses, ils pourront arriver à déterminer chez eux un état permanent de subdelirium avec
paroxysmes intermittents, et présentant la plus grande
analogie avec les accès subintrants des fièvres paludéennes. C'est dans ce sens, croyons-nous, que l'on doit
entendre le delirium tremens chronique des auteurs.

# CHAPITRE III.

## Traitement.

I. De la médication dite spécifique : opium, digitale, ammoniaque
et ses composés, chloroforme, chloral, belladone, etc.
II. Médication rationnelle.

> Principiis obsta sero medicina paratur
> Quum mala per longas tnvaluere moras.
> OVIDE.

### ARTICLE Iᵉʳ. — MÉDICATION DITE SPÉCIFIQUE.

En médecine on peut hardiment poser en axiome,
qu'une maladie a d'autant moins de spécifiques, que les
remèdes qu'on lui applique comme tels sont plus nombreux. Les fièvres paludéennes, la syphilis, qui cèdent
au sulfate de quinine et au mercure, n'ont chacune
qu'un seul spécifique, mais il est à tous égards digne
de ce nom. Le rhumatisme articulaire au contraire, le
scorbut, le delirum tremens, qu'on a prétendu guérir
d'une façon absolue par mille et mille moyens, en sont
encore aujourd'hui à demander à la science, non plus
un spécifique, mais un médicament qui quelquefois ait
chance de réussir. Le delirum tremens, surtout, semble
avoir épuisé vainement la pharmacopée des deux mon-
des ; il suffira, pour nous en convaincre, de nous arrêter
un instant à quelques noms de cette longue liste de remèdes héroïques.

§ 1ᵉʳ *Opium.* — Le traitement du delirum tremens

par l'opium est le premier en date. Simmons, Saunders l'administrèrent d'abord à hautes doses; puis vint le D<sup>r</sup> Sutton, qui tout en le donnant à des doses considérables les graduait cependant. Ainsi, à la première visite il donnait une quantité assez forte d'opium, et si « les malades avaient déjà pris sans succès quelques préparations opiacées, il en augmentait hardiment la quantité, et persistait dans l'usage d'une substance à laquelle la guérison lui semblait attachée » (Rayer). « Sur 32 malades qu'il traita pendant les trois dernières années qui précédèrent la publication de son mémoire, il n'en perdit que 4, encore fait-il observer que, lorsqu'il fut appelé, ces derniers étaient depuis plusieurs jours dans l'état le plus désespéré » (Rayer). Pour donner une idée des doses d'opium que l'on administrait à cette époque, nous allons mettre quelques chiffres sous les yeux du lecteur. Sutton fit prendre à un malade 71 grains d'opium en six jours, soit 3 grammes 84 centigrammes (1); Perry 31 grains en trente-six heures et 64 grains en huit jours. Armstrong rapporte l'observation d'un homme qui dans soixante-dix-huit heures prit 450 gouttes de laudanum ; Clifton donna à une femme de 44 ans 250 gouttes de teinture d'opium en trente heures. Bidwel cite un malade qui prit 280 gouttes de teinture et 12 grains d'opium pur en trente et une heures ; Kriebel en a administré jusqu'à 26 grains en poudre dans l'espace de douze heures.

En France, l'opium eut dans le principe la même vogue. Le D<sup>r</sup> Delaroche, cité par Duméril, le professeur

---

(1) Le grain valait 54 milligrammes.

Duméril lui-même, Rayer, Guersent adoptèrent les idées
de Sutton et en appliquèrent le traitement avec succès.
Rayer pourtant administre l'opium en quantités variables, et le premier en France, note que les individus atteints de delirum tremens supportent des doses effrayantes de ce remède, doses certainement mortelles dans
beaucoup d'autres affections. Mais il ne donne pas l'explication de ce fait qui, selon nous, est dû à ce que le
sang étant déjà sursaturé de principes alcooliques se
laisse difficilement pénétrer par de nouveaux principes;
le même fait s'observe pour les poisons qui, dans l'estomac, sont moins facilement absorbés après un repas,
et pour les gaz dans le phénomène physique de leur
absorption par les liquides. Il faut persister dans l'emploi de l'opium, ajoute Rayer, en augmenter pro-
gressivement les doses jusqu'à ce que l'on ait obtenu
du repos et du sommeil, et alors aller en diminuant par
degrés, les doses des narcotiques. Léveillé se montre
également partisan de l'opium, mais il veut qu'on ne
l'emploie qu'après avoir fait cesser d'abord la compression et l'inflammation, et lorsque le délire est revenu à
son degré le plus simple et qu'il a une tendance à la
chronicité.

Andral, Chomel, Requin adoptèrent l'opium, mais
surtout dans le délire accompagnant les maladies aiguës
des ivrognes.

De nos jours, bien que l'opium ait perdu quelque
chose de son efficacité première, il n'en est pas moins
employé avec constance par bon nombre de médecins.
Le D<sup>r</sup> Michea a expérimenté, dit-il, trois méthodes dans
le traitement du delirum tremens: 1° opiacés; 2° ra-

fraîchissants ; 3° expectation, et il a trouvé que pour l'opium, la guérison avait lieu en un jour, en quatre jours par les rafraîchissants, en six jours par l'expectation. Delasiauve vante l'opium même dans le delirium suraigu lorsque la peau est sèche, le pouls fébrile ; il aurait vu guérir ainsi 80 malades sur 100. M. Perrin, dans un cas de delirum tremens très-intense à la suite d'abus d'absinthe, a administré avec plein succès une potion contenant 20 centigrammes d'acétate de morphine prise de demi-heure en demi-heure par demi-cuillerée. Enfin, MM. les professeurs Béhier, Chauffard, Gubler, Richet, Verneuil, etc., emploient quelquefois utilement ce médicament.

Voilà pour l'actif de l'opium ; mais n'allez pas croire au moins qu'il n'ait donné que des succès ! Ceux même qui s'en servirent les premiers reconnurent d'une part sa fréquente inutilité, et d'autre part les accidents formidables auxquels son emploi immodéré pouvait donner lieu.

Déjà de leur temps, Sydenham, Boërhaave, Van Swieten s'élèvent contre son usage et reconnaissent qu'il ne faut s'en servir qu'en dernier recours. Ecoutez Boërhaave : « His præmissis (venæsectio, etc.) neque cedente « malo, opiatis utendum ; » et Van Swieten : « Cum « autem pervigilium febrile, plerumque pro sua causa « habeat leve inflammationis cerebri initium, non adeo « tutum erit ad narcotica statim confugere, illisque « ægros sopire ! » Lind, Sœtber reconnaissent qu'il faut se méfier de l'opium. Armstrong renonça à ce médicament qui, selon lui, avait des résultats trop fâcheux et se servit de la méthode antiphlogistique. En 1831, l'A-

méricain John Ware prouva que l'attaque de delirium
tremens, durant en moyenne et sans traitement de trois
à quatre jours, cède spontanément dans la presque totalité des cas ; de plus il démontra, par une statistique
des malades qu'il avait traités, toute l'inutilité et tout le
danger de cette méthode. Ainsi, sur 8 cas de delirium
tremens dans lesquels il employa l'opium à haute dose
et dans l'intention d'amener le sommeil, 4 se terminè-
rent par la mort. De même sur 7 cas traités par des
proportions moindres de ce médicament, 2 malades suc-
combèrent.

En 1841, le professeur Dungliston, de Philadelphie,
chiffres en main, s'inscrivit en faux contre la méthode
dite spécifique, et Peddie et Laycock soutinrent les mêmes idées. .

Sur 28 cas traités par le D<sup>r</sup> Laycock, dans le cours
d'une année, un seul s'est terminé par la mort, et encore, le malade avait-il été soigné, antérieurement à son
admission, par les préparations opiacées ; tandis qu'à
l'infirmerie de Glascow sur 35 malades chez qui on
prescrivit l'eau-de-vie et l'opium, il y eut 17 décès ! A
l'asile de Philadelphie, 128 cas de delirium tremens
bien caractérisés se présentent dans l'espace de deux
ans ; un seul succombe et pourtant le traitement consiste simplement dans l'emploi de quelques vomitifs
s'ils sont indiqués, de quelques laxatifs et d'un bon régime (voir article Alcoolisme in Dictionnaire de Decham-
bre). Nous n'en finirions pas si nous voulions compter
toutes les voix qui se sont élevées contre cette méthode ;
à notre tour nous avons vu bien des fois l'opium être
administré dans le delirium tremens et nous pouvons

dire hardiment que le succès a rarement répondu à
nos espérances, ce qui d'ailleurs ne nous a plus étonné
du jour où nous avons cherché à nous rendre compte
de la nature du delirium tremens et de l'action physiologique de l'opium.

Nous avons expliqué pourquoi, dans l'alcoolisme,
l'opium pour agir devait être donné à doses énormes ;
or, tout le danger est dans l'emmagasinage de l'agent
toxique, puisqu'il arrivera un moment où, presque fatalement, sans que l'on ait pu en rien le prévoir, on
atteindra d'emblée la période de collapsus.

Physiologiquement en effet, l'opium, comme l'a démontré Flourens, congestionne les deux hémisphères
du cerveau et cela, croyons-nous, par paralysie des
vaso-moteurs ; mais les vaso-moteurs, comme du reste
tous les éléments organiques, étant déjà sous l'influence
du poison alcoolique, on conçoit que des masses énormes du nouveau toxique puissent rester inertes dans
l'économie jusqu'au moment où la force de tension de
l'opium étant, pour ainsi dire, supérieure à celle de
l'alcool, l'effet de l'opium un instant retardé se fera
sentir avec d'autant plus d'énergie sur les vaso-moteurs.
Non-seulement alors il y aura congestion sanguine,
mais encore surcharge de sang dans les hémisphères
cérébraux, d'où compression de ces mêmes hémisphères, amenant d'abord délire intense, et si elle est trop
considérable, état comateux souvent mortel ; ce dernier
accident est arrivé plus d'une fois à Armstrong et à
Lind.

Ce n'est pas tout, les vaisseaux cérébraux, par suite
de l'intoxication alcoolique, ont souvent subi la dégé-

nérescence graisseuse, ce qui les a rendus plus fragiles. Donc ces vaisseaux résisteront moins à la pression d'une quantité anormale de sang et alors possibilité d'une rupture partielle de la paroi, et comme conséquence, apoplexies suivies de mort ou tout au moins de paralysie.

Voilà sans doute de graves écueils contre lesquels, bien souvent, viendra sombrer cette méthode. Et pourtant il y a un autre danger que nous ne pouvons passer sous silence, d'autant plus que nous croyons être les premiers à le signaler; nous voulons parler de la production d'un délire plus intense et souvent plus pernicieux que celui contre lequel on a administré l'opium. Pour notre part, nous avons vu un cas de ce genre où le délire alcoolique d'intensité moyenne se transforma en délire furieux par suite de l'administration de l'opium. Et pourtant ici le médicament semblait avoir fait merveille, puisqu'on était parvenu à endormir le malade; mais quel sommeil! en proie à des cauchemars effrayants, le malheureux criait et pleurait tout à la fois, et sa figure crispée, ses gestes de désespoir nous donnaient une faible idée de ses rêves affreux. Au bout de quelques heures le malade se réveilla, mais l'accès ne disparut que trois jours après. Et maintenant quel disciple de Hannemann oserait encore substituer une action médicamenteuse cent fois plus grave que le mal luimême, puisqu'en dehors de l'exemple que nous venons de citer, nous savons qu'en Orient l'opium et ses préparations produisent des accidents semblables à ceux du delirium tremens et souvent mortels, comme Chardin en rapporte des exemples dans le tome III de ses voyages en Perse.

Mais admettons, si vous le voulez, que rien de tout cela n'arrive et que l'exposé de tous ces accidents ne repose que sur de pures conceptions théoriques ; eh bien ! même alors, nous dirons que l'opium est inutile et qu'il n'avance en rien la guérison de l'accès. Sur quoi repose en effet la prétendue spécificité de l'opium dans le delirium tremens, sinon sur sa vertu dormitive.

Le delirium tremens, dit-on généralement, provient de l'insomnie : puisque l'opium fait dormir, donc il doit aussi guérir le délire ! Étrange raisonnement, car outre que l'opium ne fait pas toujours dormir, Ware a encore démontré que dans le delirium tremens on n'est pas malade parce qu'on ne dort pas, mais que l'on ne dort pas parce que l'on est malade ! Si donc l'opium amène le sommeil, c'est que le mal est en voie certaine de guérison, et que dans cette période tous les remèdes, en y comptant.l'expectation, guérissent également.

Théoriquement, nous ne comprendrions les bons effets de l'opium que par la sudation qu'il amène, ce qui favoriserait d'après nous l'élimination du poison alcoolique, but auquel on doit surtout tendre dans le traitement du delirium tremens.

Malheureusement, outre que cette action de l'opium est au moins passible de nombreuses exceptions, elle est encore contrebalancée et au delà par la diminution des sécrétions internes, par la constipation qu'elle détermine en même temps qu'un ralentissement notable dans la sécrétion et l'excrétion de l'urine : ainsi ce que l'on gagne d'un côté, on le perd deux fois de l'autre.

Nous ne parlerons pas des autres inconvénients de l'opium : vomissements abondants, quelquefois incoer-

cibles, difficulté dans les digestions, soif inextingui-
ble, etc., etc. ; et nous concluerons immédiatement de
l'ensemble des faits que nous venons d'exposer :

1° Que l'opium ne guérit pas le délire des buveurs ;

2° Qu'il n'abrége pas sa durée ;

3° Qu'il est inutile lorsqu'il n'est pas dangereux ;

4° Qu'en conséquence son emploi comme spécifique
doit être abandonné.

§ 2. *Digitale.* — Après l'opium vient la digitale ; elle
aussi a eu un temps où elle guérissait, mais, comme
l'opium, elle a dû céder devant une observation impar-
tiale des faits.

C'est vers 1820 que le D[r] américain Pierson intro-
duisit la digitale dans le traitement du delirium tremens ; quinze ans plus tard un Allemand, le Dr Cless,
apporta de nouveaux faits en faveur de la digitale ;
mais il était réservé au Dr Jones, de Jersey, de faire en-
trer ce médicament dans la pratique française. Ce médecin disait avoir guéri plus de 60 cas de délire alcoolique par la teinture de digitale seule, mais à doses
effrayantes : il donnait d'abord 15 grammes de cette
teinture en une seule dose ; quatre heures après il administrait la même quantité, et si au bout de six heures
le sommeil n'arrivait pas, il donnait encore 8 grammes
de cette teinture.

Il observait que sous l'influence de cette médication,
le pouls loin de s'affaiblir devenait plus plein, plus fort,
plus régulier, qu'il ne survenait aucun symptôme in-
quiétant, que la température de la peau s'élevait, enfin
que les malades ne tardaient pas à s'endormir pour
cinq, six ou sept heures. Il recommandait, d'ailleurs,

expressément de ne pas diminuer les doses qu'il indi-
quait ; car selon lui, une quantité plus faible, non-seulement serait inefficace, mais pourrait devenir nuisible,
attendu que si la digitale à haute dose agit sur le cerveau, à doses moindres elle agit sur le cœur.

La méthode de Jones eut bientôt de nombreux parti-
sans, et bon nombre de médecins expérimentèrent ce
nouveau médicament. MM. Goolden, Spencer, Wells,
Bullard et Carrey en reconnurent hautement l'utilité.
Il fut employé avec succès à l'hôpital Saint-Thomas de
Londres, par Whitefield et Peacock. Ce dernier se basant sur ses observations personnelles et sur celles de
MM. Carrey et Williams, formula les conclusions sui-
vantes : Les doses élevées de teinture de digitale (il ne
dépasse jamais 16 grammes en vingt-quatre heures)
dans le delirium tremens ne produisent pas l'effet dé-
pressif auquel on aurait pu s'attendre d'après l'action
des petites doses répétées ; associée à d'autres médicaments la teinture de digitale paraît être appelée à rendre d'utiles services dans certains cas de délire alcoolique, notamment chez des personnes jeunes et robustes
dont les forces ne sont pas brisées par des habitudes in-
vétérées d'ivrognerie et lorsque le délire a succédé immédiatement à un excès de boissons (1).

Launay, du Havre, qui, imitant la conduite de tous
ces auteurs anglais, donnait 6 à 10 grammes de teinture dans une potion, a observé une tolérance parfaite,
la sédation du système nerveux, sommeil et sueurs
sans ralentissement du pouls ni autres effets physiologiques de la digitale.

(1) Medical Times and Gazette, 1861, t. II, p. 104.

Tous ces faits, quoique cités par des hommes recom-
mandables, n'entraînent pourtant pas notre conviction.
Comment croire que la digitale, à des doses si énormes,
ne produise dans ces cas aucun de ses effets physiologiques, lorsqu'on songe à cette intoxication formidable
qui d'après Oulmont suivit l'administration d'une demi-
cuillerée de teinture de digitale chez une malade de
Lariboisière! Nous dira-t-on que dans le délire alcoolique il se produit pour la digitale la même tolérance
que pour l'opium? Mais ici encore nous avons un grand
nombre de faits qui prouvent le contraire ; nous nous
contenterons de rappeler celui cité par A. Voisin (*Bulletin de thérapeutique*, 1865). Il s'agit d'un alcoolisé, qui
en plein délire, fut soumis à la digitale à la dose de
8 à 12 grammes dans les vingt-quatre heures. Le délire ne fut en rien influencé favorablement, mais en
revanche, il y eut vomissements abondants, ralentissement considérable du pouls et tous les phénomènes de
l'intoxication digitalique.

Dans tous les cas il est un fait certain, c'est qu'en
France la digitale à hautes doses n'a que rarement
donné lieu à des succès comme ceux relatés par les Anglais. A quoi cela tient-il? Dirons-nous avec le professeur Hirtz, de Strasbourg, que pour expliquer ces faits
il faut admettre que les Anglais exigent et supportent
des doses qui sont toxiques pour les autres, ou que leur
digitale est à la nôtre comme 1 est à 10? Quoi qu'il en
soit, et tant que la lumière complète ne sera pas faite
sur cette médication, nous continuerons à la considérer
comme peu utile et dangereuse et nous laisserons de
côté dans le traitement du délire alcoolique un médica-

ment qui en raison de ce que l'on sait sur ses propriétés physiologiques, et de la dose considérable à laquelle il doit être administré peut amener tout d'un coup et sans qu'on ait pu s'y attendre, des accidents épouvantables et la mort par arrêt du cœur.

§ 3. *Ammoniaque et ses composés.* — Le premier emploi de l'ammoniaque dans le délire alcoolique remonte à l'année 1729; ce fut le D<sup>r</sup> Brachet, de Lyon, « qui appelé pour donner des soins à une dame, qui dans un moment de désespoir avait avalé une chopine d'eau-de-vie pour s'empoisonner, et chez laquelle après la cessation de l'ivresse était survenu un délire vigil, avait eu l'idée de traiter cette conséquence de l'ivresse comme l'ivresse elle-même. »

L'ammoniaque liquide fut donc prescrite par lui à la dose de 20 gouttes dans un julep, administré par cuillerée d'heure en heure, et la malade se trouva rendue à son état normal avant l'ingestion de la totalité de ce médicament (1).

Depuis cette époque ce médecin employa quatre fois, encore avec un plein succès, l'ammoniaque dans les mêmes cas, et il conclut des résultats obtenus, que cet agent donné à la dose de 15 à 20 gouttes par jour doit être regardé comme un très-bon et peut-être comme le meilleur moyen que nous possédions contre cette redoutable affection. Il paraît agir, dit-il, d'autant plus sûrement et promptement que le délire est en quelque sorte plus aigu, et qu'il dépend d'un usage moins prolongé

______

(1) Journal de médecine de Lyon, décembre 1843.

des boissons spiritueuses. En 1822, Velsen employa dans un cas de délire ébrieux le carbonate d'ammoniaque et cita un cas de guérison (*Archiv und medizinische Ersahrung von Horn*, 1822, *Juli und August*). Vers 1840, le D^r Scharn, de Katscher, partant à son tour de cette idée que le délire alcoolique n'était que l'ivresse portée à son summum d'intensité, administra le succinate d'ammoniaque, et, s'il faut l'en croire, le délire aurait cessé en quelques heures. Dans le Bulletin médical de Bordeaux, en avril 1844, le docteur Chabrely consigna deux observations qui lui sont propres, et dans lesquelles, au moyen de juleps ammonicaux, il avait amené la cessation du délire et du tremblement, et avait même guéri chez l'un des deux des attaques d'éclampsie épileptiforme survenues à la suite du delirium tremens. Chabrely employait encore l'ammoniaque comme prophylactique dans l'intermission. Piedagnel est également partisan de l'ammoniaque dans le délire ébrieux.

Mazuger, professeur à Strasbourg, est le premier qui ait traité le delirium tremens par l'acétate d'ammoniaque; il le donnait à la dose de 30 grammes. Mais les Allemands dépassèrent bientôt cette dose, et Olterburg administra l'esprit de Mindererus jusqu'à 100 et 120 grammes d'émulsion qu'on prenait par cuillerées à bouche d'heure en heure. Il arrivait fréquemment, qu'après quelques doses, le mieux était déjà sensible ; il survenait bientôt une transpiration salutaire et l'accès était jugé.

A notre tour, bien que nous refusions absolument à l'ammoniaque le titre de spécifique, nous n'hésitons pas à en conseiller l'emploi quand il s'agira de remplir certaines indications que nous préciserons plus tard. Pour nous aussi c'est l'analogie du délire des buveurs avec l'ivresse proprement dite, qui, dans certains cas, nous fait employer ce médicament. Comment agit, en effet, l'ammoniaque dans l'ivresse? Si nous osions émettre une théorie, nous dirions que c'est peut-être en vertu de son action fluidifiante sur le sang, propriété qu'il partage d'ailleurs avec les autres alcalins, et qui aurait pour effet, non-seulement de désagréger les globules graisseux contenus en si grand nombre dans le sang des hommes alcoolisés chroniquement ou en état d'ivresse, mais encore de rendre au sang sa libre circulation entravée par ces magmas graisseux. Si tel était son rôle il n'y aurait plus à douter de son efficacité, et de celle des alcalins en général dans tout délire ébrieux ; mais indépendamment de cette action hypothétique, il est évident que l'ammoniaque, en tant qu'agent excitant, mérite d'être recommandé quelquefois pour relever le système nerveux, et activer l'élimination de l'acool en vertu de ses propriétés sudorifiques et diurétiques. Ces propriétés sont d'autant plus précieuses que l'ammoniaque est un des rares médicaments qui les possèdent toutes deux ; que ce médicament dans le délire alcoolique agit même à petites doses, et que d'ailleurs dans le cas où l'on devrait recourir à des quantités plus considérables on pourrait le faire sans danger et avec plein succès en s'adressant à différentes combinaisons, telles que l'acétate, le valérianate, qui ne sont pas toxiques : les expériences de Vulpian l'ont prouvé pour ce dernier sel.

§ 4. *Chloroforme.* — A peine le chloroforme venait-il d'être découvert, comme agent anesthésique, que l'on chercha à faire l'application de ses vertus sédatives dans le traitement des maladies *nerveuses.* A ce titre le délire symptomatique de l'alcoolisme fut un des premiers soumis à l'action du nouveau médicament. C'est dans le *The Dublin hospit. gazette* que parurent les premières observations à ce sujet ; M. B. J. M'Dowel y expose trois cas de delirium tremens qu'il a traités de la façon la plus heureuse par le chloroforme aux doses de 8 à 12 grammes, administrées par demi-drachmes (2 grammes) à de courts intervalles. Le chloroforme serait, d'après lui, un succédané de l'opium, pouvant être utilement employé dans certaines formes du délire alcoolique, par exemple, dans la variété survenant chez des individus dont l'intoxication alcoolique s'étant faite graduellement et à la longue, a mis leur système nerveux dans un état de subirritation asthénique. Il le conseille également comme succédané de l'opium dans les cas où, selon lui, la langue sèche, les pupilles contractées ne permettent plus de continuer l'usage de l'opium.

La même année, Moreau, de Tours, médecin à Bicêtre, expérimenta le chloroforme, en même temps que le Dr Lange, de Kœnigsberg, communiquait au journal le *Deutsche Klinik* plusieurs observations de délire alcoolique pour lesquelles il avait eu recours, avec succès, à l'usage interne du chloroforme. Sa formule était : chloroforme 8 grammes ; eau distillée 125 grammes.

A prendre par cuillerée de demi-heure en demi-heure. Il survenait bientôt, d'après Lange, tranquillité et sommeil.

En 1848, J.-B. Warwick cite un cas de delirium tremens qu'il guérit par le chloroforme. Prat s'est également bien trouvé de l'administration de ce médicament à la dose de 4 grammes en une fois (*Union médicale*, juillet 1863). Nous sommes forcé d'avouer que l'on a été moins heureux dans les quelques cas que nous avons vu traiter de cette façon ; jamais le mieux ne s'est fait sentir, et le sommeil n'a jamais été produit quelles que fussent d'ailleurs les quantités que l'on en donnait.

Si nous rapprochons ces faits, pour ainsi dire personnels, des réserves que font dans l'opportunité de ce traitement les auteurs qui sont le plus convaincus de son efficacité, nous voyons que somme toute, la balance penche du côté des insuccès, et qu'à tout prendre il vaut mieux s'en abstenir. Du reste les accidents dus à l'emploi du chloroforme dans le délire alcoolique ne sont pas rares. Le professeur Bouisson, de Montpellier, a voulu, par exemple, appliquer les inhalations chloroformiques à la cure du délire nerveux si voisin de l'alcoolique, et dans la seule observation où a été tentée cette expérimentation, le malade a été pris de convulsions épileptiformes, et force a été de renoncer aux inhalations (Trousseau et Pidoux, *Traité de thérapeutique*, 8e édition, t. II, p. 346). Richardson reconnaît de son côté que l'action de ce remède est essentiellement passagère et fugace ; pour lui le chloroforme ne calme les accidents que pour les laisser se reproduire avec plus d'intensité, et c'est un agent dangereux pouvant déterminer une asphyxie subite et fatale par la congestion des centres nerveux, et surtout du parenchyme pulmonaire.

Le peu de succès du chloroforme dans le delirium tremens est d'autant moins surprenant, qu'on ne doit pas oublier la difficulté extrême que l'on a à plonger dans le sommeil anesthésique les ivrognes que l'on veut opérer. Il faut dans ce cas des doses énormes de chloroforme parce qu'il se passe un phénomène analogue à celui que nous avons signalé pour l'opium ; mais dès l'instant où par suite de sa condensation l'agent anesthésique aura acquis une pression dynamique suffisante pour briser les barrières que lui oppose la diathèse alcoolique, dès cet instant aussi on observera fréquemment une véritable explosion d'accidents, dont un des moindres sera d'abord une excitation exagérée, suivie bientôt d'un sommeil comateux, quelquefois avec collapsus mortel. Il en est exactement de même chez les malheureux délirants : réfractaires pendant quelque temps à des quantités considérables du médicament, ou n'ayant retiré encore de son emploi d'autre bénéfice qu'une augmentation du désordre des fonctions cérébrales et musculaires, tout à coup ils ne délirent plus, mais leur visage pâlit ; la respiration et le pouls se ralentissent ; une sueur froide couvre tout leur corps ; leur température s'abaisse ; il y a des évacuations alvines involontaires, et si on ne parvient à conjurer le danger, bientôt il y a mort, et cela, comme le dit le professeur Gubler, « par la suspension brusque et instantanée des grandes fonctions indispensables à la vie. » Si nous ajoutons à tout cela que les vieux délirants sont dans un état extrême de débilité et d'ischémie des centres nerveux, conditions qui contre-indiquent le chloroforme ; que son action est toujours brusque et qu'on ne peut toujours en prévoir ou en suivre les phases ; que ce médicament enfin est par lui-même un agent stéatosique dont l'effet final, en supposant que momentanément il procure quelque amélioration, n'en est pas moins d'activer et de généraliser la transformation graisseuse des éléments histologiques, et de rendre ainsi presque impossible leur réparation : toutes ces raisons feront que nous repousserons dans le délire ébrieux l'emploi du chloroforme ; tout au plus si dans un cas de délire tout à fait aigu et survenant chez des individus non intoxiqués chroniquement l'emploierions-nous et encore ne serait-ce que sous forme d'inhalations qui exigent, pour produire le sommeil, l'absorption d'une moins grande quantité de l'agent stéatosique.

§ 5. *Chloral.* — Découvert en 1832 par Liebig, le chloral fut bien étudié par Liebreich, de Berlin, qui partant de cette donnée chimique que ce corps est un aldéhyde trichlorique donnant du chloroforme par sa dissolution dans un milieu alcalin, en conclut qu'une fois dans l'organisme il n'agissait que par sa transformation en chloroforme au moyen des alcalis du sang. Dès lors et *à priori* ce nouveau médicament devait participer des propriétés anesthésiques ordinaires et c'est dans ce sens que l'on dirigea l'expérimentation. Toutes les espérances furent bientôt dépassées, et jamais médicament n'eut un pareil triomphe. On lui reconnut des propriétés hypnotiques et sédatives merveilleuses, et le delirium tremens sembla une maladie créée tout exprès pour proclamer bien haut l'efficacité radicale du nouveau spécifique.

Aux Etats-Unis, en Angleterre, etc., on dressa des statistiques imposantes. En Allemagne, le D$^r$ Jastrowitz rapporta 10 observations recueillies à la clinique du professeur Westphal, de Berlin, dans lesquelles l'administration du chloral à hautes doses (jusqu'à 10 grammes en deux heures) avait eu plein succès. En France, les résultats ne furent pas moins brillants. En 1870, M. Panas, à la Société de chirurgie, parla de l'efficacité du chloral dans le délire alcoolique, survenant chez les blessés, et se basant sur l'ensemble des faits qu'il avait observés pendant deux ans à l'hôpital Saint-Louis, conclut avec des observations à l'appui que le chloral est un agent précieux lorsqu'il s'agit de combattre le délire qui survient chez les vieux ivrognes blessés. M. Verneuil confirma l'utilité de ce médicament dans le delirium tremens; pour ce professeur, le chloral agirait non-seulement comme hypnotique mais aussi comme modérateur des actions réflexes ; assertion qui est au moins en contradiction avec les expériences de Liebreich et de M. Demarquay qui ont toujours vu survenir une exagération des mouvements réflexes dans le sommeil produit par le chloral. Cette année encore ce médicament est à la mode; on s'en sert chaque jour dans les hôpitaux de Paris, comme si l'on avait hâte d'utiliser ce conseil de Trousseau : « Servez-vous de ce remède tant qu'il guérit ! » Serait-ce que réellement le chloral amène par lui-même la guérison du délire des buveurs? Nous ne le croyons pas, et à l'heure qu'il est on peut encore à notre avis répéter avec raison ce que disait déjà l'an dernier le D<sup>r</sup> Crichton Browne : « Jusqu'à présent la tendance générale a été bien certainement d'exagérer les mérites du chloral : un fleuve de chloral a coulé sur la terre et toutes les maladies indistinctement y ont été plongées! On a célébré sa puissance curative, mais jusqu'à ces derniers temps l'on n'a dit que bien peu de choses de ce qui peut se trouver de décevant et recéler de dangers sous ces apparences favorables. »

Et pourtant Liebreich dit lui-même avoir vu survenir chez quelques malades au lieu du sommeil et du repos, une agitation musculaire et morale qui ressemble à l'ivresse alcoolique. Pour notre part nous avons été témoin, à Strasbourg, de vomissements incoercibles chez plusieurs femmes après l'administration du chloral. Le professeur Smith, de Baltimore, relate trois faits, dans lesquels la mort est survenue plus au moins rapidement, après l'administration de l'hydrate de chloral comme hypnotique à des doses variables (1).

Le D<sup>r</sup> H.-W. Fuller a cité également des cas de mort ; Moutard-Martin a vu le chloral non-seulement ne pas amener le sommeil, mais encore produire une agitation notable. Chrichton note l'apparition d'urticaires et de purpura par suite de l'administration du chloral, et il a même vu des cas de mort par paralysie du cœur. C'est qu'en effet ici encore comme pour l'opium et le chloroforme, il faut le plus souvent administrer des doses considérables de l'agent médicamenteux, et comme la tolérance varie suivant les individus et les circonstances,

_____

(1) Boston, Medicinal and surgical journal, 1871.

on n'est jamais sûr de ne pas arriver d'emblée à l'intoxication. D'autres fois des quantités énormes resteront sans résultat ; ainsi, dans le *The Lancet*, 4 juin 1870, le D<sup>r</sup> Frederick Simms, du West-London hospital, rapporte un cas où 60 grains de chloral en deux jours non-seulement n'amenèrent pas le sommeil, mais procurèrent une agitation très-violente. Barnes, de Liverpool, nous dit que, pour avoir des succès, il lui a fallu dans certains cas donner comme minimum 60 grains et même aller jusqu'à 12 grammes d'hydrate de chloral en six heures ! La transformation du chloral en chloroforme nous rend compte de tous ces faits.

Joignons maintenant à cela la difficulté extrême que l'on éprouve à se procurer un médicament d'une pureté convenable, sa cherté, l'inconvénient qu'il présente de ralentir la perspiration cutanée, qui serait d'une si grande utilité pour la guérison, et enfin, son inefficacité dûment constatée par bon nombre de médecins, et l'on sera suffisamment édifié sur la valeur de ce médicament, dont un des plus grands mérites est peut-être d'avoir été introduit récemment dans la thérapeutique.

§ 6. *Belladone.* — Les hallucinations, on le sait, jouent un grand rôle dans le délire alcoolique : or, M. Grieve, ayant remarqué que le resserrement de la pupille coïncidait avec ce désordre psycho-sensoriel, en a conclu à une relation de cause à effet; dilatant la pupille il devait donc, si sa théorie était juste, guérir le délire alcoolique. Il paraît que le résultat répondit à son attente dans un cas de ce genre, où il onctionna les paupières avec la pommade de belladone; dès que ce manifesta

l'action physiologique du médicament, le sommeil sur -
vint et le délire s'apaisa insensiblement (1).

Cette théorie, nous ne le cachons pas, nous paraît
bien hasardée et on ne comprend pas trop ce que vien -
nent faire des frictions belladonées dans un phénomène
qui, comme les hallucinations du délire, est purement cérébral. Nous préférons croire à une heureuse coïnci-
dence qui a servi merveilleusement l'auteur anglais
dans son ingénieuse déduction : d'ailleurs cette expérience n'ayant pas été répétée, il serait bien difficile d'a-
voir une opinion exacte à ce sujet.

Bien que nous venions d'énumérer les principaux
médicaments qui ont été regardés comme les spécifiques de la variété du délire qui nous occupe, nous n'en
avons pourtant pas épuisé la trop longue liste ; cependant, comme, après tout, cette étude serait plus curieuse
qu'utile, nous passons outre, et après avoir signalé seulement pour mémoire et toujours comme spécifiques du
délire ébrieux : le tartre stibié à haute dose (0,40 dans
potion de 150 grammes par cuillerée d'heure en heure),
préconisé par M. Despretz ; le chanvre indien, le cap-
sicum annuum (poivre long), qui jouissent dans les In-
des-Orientales d'une grande réputation l'oxyde de zinc,
vanté par Marcet; la codéine, etc. : nous allons essayer
d'instituer un traitement rationnel.

### ARTICLE II. — MÉDICATION RATIONNELLE.

Le délire chez les buveurs se manifestant également
sous l'influence de deux ordres de causes bien diffé-

(1) Gazette hebdomadaire, 1855.

rentes, savoir, d'une part, *un excès de libations*, de l'autre, *une simple frayeur, une émotion vive, l'imminence ou les périodes d'évolution d'une maladie aiguë :* on comprend que le traitement devra varier dans les deux cas. Supposons que nous ayons affaire aux causes de la première catégorie ; le malade, depuis longtemps adonné aux boissons alcooliques, n'est plus, qu'on nous passe l'expression, qu'un vase plein d'alcool qui déborde chaque fois qu'une nouvelle libation vient combler le mesure ; dès lors, l'indication est simple, mais aussi elle est formelle : il faut donner une issue au dehors à ce trop-plein qui menace de tout perdre, et on verra bientôt le calme renaître au sein du liquide équilibré. Et qu'on ne croie pas que ce soit là une vaine théorie ; non, certes, et des faits pathologiques nous indiquent eux-mêmes cette voie à suivre : témoin le cas cité par M. Pidoux, et concernant un malade qui, atteint de polydipsie, absorba chaque jour un litre d'eau-de-vie pendant une semaine sans en éprouver le moindre malaise, sans même que cette dose énorme le mît en gaieté. A cela, quoi d'étonnant ? N'est-il pas vrai que pris d'un côté l'alcool était rendu de l'autre ? Faisons donc en sorte de réaliser ces conditions et adressons-nous surtout à la peau, aux reins, les émonctoires naturels de l'organisme. Adressons nous à la peau en provoquant une sueur à la fois éliminatoire et critique ; on l'obtiendra assez facilement par le maillot humide, les frictions avec un linge mouillé, suivies de l'enveloppement dans des couvertures chaudes, les bains de vapeurs, etc., tout cela joint à des boissons sudorifiques, telles que thé, tilleul, ou mieux tisane, contenant par litre :

Salsepareille et gaïac râpé..................... 10 grammes
Carbonate d'ammoniaque.. ................ 3
Séné.................................... 10
Sirop de sucre.. ........................ 30

Cette tisane est d'autant meilleure que grâce au séné elle entretient la liberté du ventre, ce à quoi on doit essentiellement tenir, puisque la constipation qui est si fréquente dans le délire alcoolique aggrave le pronostic et retarde la guérison. Nous agirons sur les reins par l'intermédiaire des diurétiques : colchique, scille, digitale, nitrate de potasse, etc., administrés séparément ou associés entre eux, suivant les besoins et les convenances. Il est clair, en outre, que l'on n'administrera pas ces médicaments en aveugle, mais que l'on obéira en tous points aux indications de la pathologie générale et d'une sage thérapeutique ; par exemple si l'on est en présence d'un délirant dont les reins sont malades, on exagérera plutôt la sécrétion cutanée que l'urinaire, ou tout au moins choisira-t-on les médicaments qui, tout en ayant une action certaine, ne fatigueront que peu l'organe malade.

Mais indépendamment de l'indication générale, il y a la thérapie de l'individu ; celle-ci, on le comprend, varie à l'infini, puisque les modifications de temps, de lieu, d'âge, de sexe, etc., sont elles-mêmes innombrables. Ce sera au médecin de saisir habilement ces mille et mille nuances, et d'attaquer chacune d'elles avec des armes appropriées. C'est ainsi que les vomitifs, tour à tour exaltés, puis dédaignés, pourront quelquefois amener les meilleurs résultats : « dépression du système nerveux, moiteur de la peau, amélioration des facultés intellectuelles et sommeil réparateur » (Sperce, *Gazette de Paris*, 1831). Mais, qu'on n'en fasse à aucun prix une méthode générale, comme Klapp et Eberlé, qui l'administraient toutes les six ou huit heures. Nous pourrions en dire autant de la saignée et des purgatifs.|

Mais c'est surtout dans le second mode de genèse du délire alcoolique qu'il faudra se souvenir de cette sage parole du professeur Gubler : Il n'y a pas de maladies, il n'y a que des malades ! Ici il ne faut pas songer à chasser brusquement un parasite dont les racines profondes s'étendent à chaque molécule organique ; on n'a momentanément qu'une chose à faire, apaiser cet ébranlement intime de l'être, ébranlement à la naissance duquel a présidé peut-être une cause futile, mais qui ne constitue pas moins tout le danger de l'heure présente. D'ailleurs, pour amener le calme et la sédation salutaires, tous les moyens peuvent être bons : vous n'avez qu'à combattre les symptômes individuels.

S'il y a pléthore, s'il y a congestion évidente vers la tête, on pourra faire une saignée générale, des applications froides sur le front : ces deux moyens seront souvent suivis de succès ; la saignée surtout, entre les mains de Lind, de Joseph Franck, Bang, Armstrong, Stœber, a amené d'excellents résultats ; le tout c'est d'en reconnaître exactement l'opportunité. S'il y a de l'adynamie avec prostration des forces, des toniques, le sulfate de quinine, le quinquina (Guipon, de Laon) conjureront souvent les dangers, mais nous condamnons absolument l'usage de l'alcool dans ce but ; c'est, pour nous, faire là une dangereuse homœopathie qui pour un mieux factice qu'elle procurerait peut être momentanément retarderait à coup sûr la guérison et ajouterait peut-être encore aux lésions organiques déjà existantes.

Paraît-il opportun de recourir aux excitants, nous croyons avec Graff et contrairement à Sutton et à Rayer, qu'un vésicatoire de petites dimensions et laissé peu de temps en place ne peut être que très-utile dans le cas surtout où le coma semble sur le point de succéder au délire et où il existe des congestions passives des poumons et du cerveau. Dans les mêmes circonstances et indépendamment des vésicatoires et des sinapismes une forte infusion de café, le valérianate d'ammoniaque, le thé, le tilleul et même les fomentations froides ne contribueront pas peu à stimuler l'organisme et à secouer ce dangereux état de torpeur délirante. S'il y a des complications gastriques il faudra en tenir compte, comme le recommande M. Verneuil, car le délire cessant il peut survenir l'adynamie.

Inutile de dire que parallèlement à ce traitement on en dirigera un autre contre la maladie à l'occasion de laquelle il se sera déclaré ; ces médications, bien entendu, ne devront pas être contradictoires mais se prêteront au contraire un mutuel appui. A moins d'indications contraires tirées surtout de la maladie coexistante il faudra nourrir le malade ; on le comprendra d'autant mieux que le délire alcoolique est, comme nous l'avons vu, un délire d'inanition qu'on aura chance de voir se dissiper par un régime bien ordonné. Quant à l'insomnie, bien qu'elle ne soit pas la cause du délire et que le sommeil ne juge pas toujours la crise, on pourra pourtant lui opposer quelquefois avec succès le remède de

Graves qui amènera toujours un peu de calme à défaut
de sommeil ; c'est une mixture composée de teintures de
colombo, de quassia, de gentiane, de quinquina (une
once de chaque) à laquelle il ajoute un grain de morphine et qu'il fait prendre par cuillerée de temps en
temps.

Enfin, il nous reste à citer deux moyens de guérison,
qui s'adressent pour le moins autant au fond de la maladie elle-même : l'alcoolisme, qu'à son symptôme le délire ; nous voulons parler des *inhalations d'oxygène* et de
la *transfusion du sang*. En admettant la théorie émise
par M. Lancereaux sur la dégénération graisseuse du
sang et des tissus, à savoir : un défaut d'oxydation de
ses éléments constitutifs, on pourrait avec cet auteur
croire à l'efficacité de ces inhalations, puisque M. Demarquay les a employées récemment avec succès dans
diverses affections et notamment dans l'anémie.

Pour ce qui concerne la transfusion du sang nous ne
sachons pas qu'elle ait été déjà indiquée dans l'alcoolisme; nous la proposons sous toute réserve, n'ayant
par devers nous aucune observation à citer et n'étant
amené à la croire utile dans le cas qui nous intéresse
que par suite du succès qu'eut cette opération faite en
1667, à Paris, par J.-B. Denis, chez un maniaque dont
l'agitation et le délire étaient extrêmes depuis quatre
mois. « Cet individu, dit Denis (1), a paru beaucoup
plus calme qu'auparavant et peu à peu son esprit s'est
remis, en sorte que maintenant il n'a aucun reste de
folie. »

(1) Journal des savants, 1667, p. 134.

Pour tout dire, le malade redevint fou, mais ce ne fut que plus tard, et il n'en doit pas moins ressortir de cette observation, que l'opération de la transfusion étant bien faite, doit amener de bons résultats : car le principe est certainement bon et toutes les conditions d'insuccès résident dans le mode opératoire et dans les circonstances qui y président.

Mais nous n'attachons pas à ces traitements plus d'importance qu'ils n'en méritent ; partageant l'opinion d'un grand nombre d'auteurs et entre autres de Ware et de Calmeil, nous avouons que dans la plupart des cas le symptôme se dissipe de lui-même et que les médicaments n'ont d'autre mérite que de coïncider avec sa disparition naturelle. Cela est si vrai que les remèdes les moins énergiques, l'expectation surtout, comptent un grand nombre de succès ; nous n'en voulons pour preuve que le fait de Broussais guérissant une attaque de delirium tremens, causée par un excès d'eau-de-vie, et qui était des plus violents (huit hommes pouvaient à peine contenir le malade), par de simples applications réitérées d'eau froide sur l'épigastre et sur la tête en même temps qu'il en faisait boire en tout à peu près une pinte. Le malade fut guéri au bout de vingt-quatre heures. De son côté, Esquirol déclare que Pinel et lui ont vu à la Salpêtrière des femmes atteintes de délire alcoolique guérir spontanément et en peu de jours sans aucune espèce de traitement.

Sans remonter si loin, M. Verneuil a observé des cas de délire alcoolique qui cédaient sans médication aucune au bout de deux ou trois jours.

Tant il est vrai qu'on ne peut répéter ici l'aphorisme

d'Hippocrate : *Naturam morborum curationes ostendunt !*

Quoi qu'il en soit, et le délire une fois disparu, ce serait une grande erreur de croire la guérison complète. On a, il est vrai, triomphé momentanément du symptôme, mais l'altération intime à laquelle il était lié existe toujours ; le vase, pour nous servir de la comparaison précédemment employée, est toujours plein ; le moindre souffle peut à chaque instant le faire déborder, et alors nouvelles terreurs, nouveaux dangers, dont le dénouement, cette fois, pourra être une mort prématurée ; ou bien la diathèse marchant insidieusement et d'étape en étape, dont la dernière peut-être sera le banc de la cour d'assises, conduira le malheureux ivrogne mourir dément et paralytique dans une maison de santé.

C'est aux médecins qu'incombe le soin de conjurer le danger : autant nous étions faibles et sans ressources quand il s'agissait de guérir le symptôme, autant nous serons puissants si nous tournons nos armes contre la diathèse alcoolique ; mais il n'entre pas dans le cadre de ce travail d'étudier le traitement qu'il convient d'appliquer à l'alcoolisme en général, ni d'examiner les soins prophylactiques que l'on doit employer, si l'on veut faire disparaître du sol de la France cette lèpre honteuse, qui, suivant les belles paroles de Bouchardat, « arrête la marche ascendante de l'humanité et doit conduire fatalement au remplacement des races qui se dégradent par des races vierges de tout cas de dégénérescence physique et morale. »

Notre tâche est finie, et pourtant, s'il est vrai, comme le dit Jean-Jacques Rousseau, qu'on peut connaître les maladies qui ont décimé les peuples en faisant l'histoire de leurs institutions, nous ne saurions clore ces pages sans demander l'appui des législateurs. Une loi sage et pratique combinée avec les enseignements de l'hygiène et de la médecine peut tout dans cette grave question : les Etats-Unis d'Amérique nous en ont donné l'irréfutable preuve ! A ceux donc qui nous gouvernent, nous répéterons cette exhortation que déjà de son temps faisait aux hommes de l'Etat le sage Lippich : « Vous qui tenez le timon des affaires, prenez à cœur les tristes résultats de ces observations ; arrêtez, avant qu'il soit trop tard, les pas de géant que l'homme civilisé fait vers une effrayante dégradation ! »

## CONCLUSIONS.

De l'ensemble de notre travail nous croyons être en droit de conclure :

1° Que tout délire est dû à un processus pathologique s'accomplissant dans l'intimité de la cellule cérébrale, débutant par l'irritation et ayant comme conséquence la stéatose de l'élément histologique ;

2° Que le délire alcoolique, improprement appelé delirium tremens, ne diffère du délire en général que par la cause première, l'alcoolisme, attendu que le mécanisme de sa production, sa symptomatologie, ses complications, son diagnostic, son pronostic et ses terminaisons obéissent complétement aux lois générales qui régissent les autres espèces de délire ;

3° Qu'enfin l'opium, la digitale, le chloroforme, etc., ne sont pas plus les spécifiques du delirium tremens que des autres manifestations délirantes et que, dans tous les cas, c'est à un traitement rationnel qu'il convient d'avoir recours.

# TABLE DES MATIÈRES.